刘　毅　代守忠——主审

文愈龙——主编

菊斋医案医话

川派中医遗珠戴尧天手稿评按

U0289446

全国百佳图书出版单位

中国中医药出版社

·北京·

图书在版编目（CIP）数据

菊斋医案医话：川派中医遗珠戴尧天手稿评按 / 文愈龙主编 . -- 北京 : 中国中医药出版社，2024.9
　ISBN 978-7-5132-8644-2

　Ⅰ . ①菊… Ⅱ . ①文… Ⅲ . ①医案—汇编—中国—近代 Ⅳ . ① R249.5

　中国国家版本馆 CIP 数据核字 (2024) 第 014292 号

中国中医药出版社出版

北京经济技术开发区科创十三街 31 号院二区 8 号楼
邮政编码　100176
传真　010-64405721
北京盛通印刷股份有限公司印刷
各地新华书店经销

开本 880×1230　1/32　彩插 0.5　印张 7.5　字数 165 千字
2024 年 9 月第 1 版　　2024 年 9 月第 1 次印刷
书号　ISBN 978 - 7 - 5132 - 8644 - 2

定价　39.00 元
网址　www.cptcm.com

服 务 热 线　010-64405510
购 书 热 线　010-89535836
维 权 打 假　010-64405753

微信服务号　zgzyycbs
微商城网址　https://kdt.im/LIdUGr
官 方 微 博　http://e.weibo.com/cptcm
天猫旗舰店网址　https://zgzyycbs.tmall.com

如有印装质量问题请与本社出版部联系（010-64405510）
版权专有　侵权必究

项目支持

四川省教育厅－四川中医药文化协同发展研究中心：川派中医"遗珠"戴尧天手稿整理研究 (2020WH059)

成都市社科联：川派中医"遗珠"戴尧天手稿整理研究 (YN2120200432)

四川省中医药文化协同发展研究中心重点研究项目（2021XT91）

四川省中医药管理局：川派中医药学术传承和古籍文献整理研究项目（2022CP1520）

编 委 会

主　审　刘　毅　代守忠

主　编　文愈龙

编　委（以姓氏笔画为序）

马世骏　王茂宇　文　权　邓　鑫

邓栩祥　史　敏　刘　莹　刘辰昊

张微明　陈佳雪　葛远鑫　蒲玥衡

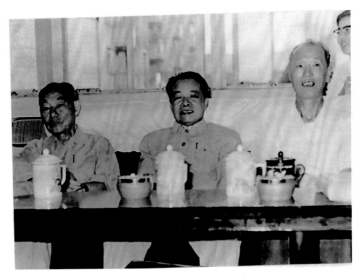

戴尧天先生（右一）参与座谈

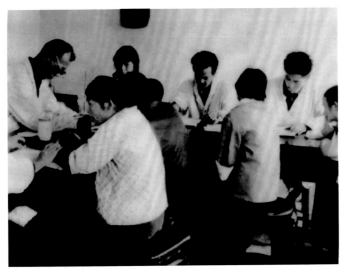

戴尧天先生（左一）于20世纪90年代临床带教

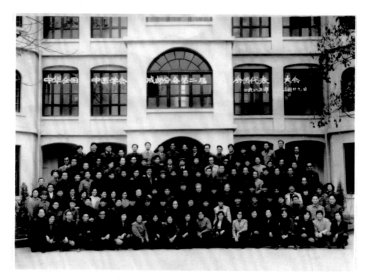

中华全国中医学会成都分会第二届会员代表大会（1985 年 3 月 29 日）与会代表合影（第二排右五），戴尧天先生时任成都市中医学会副理事长

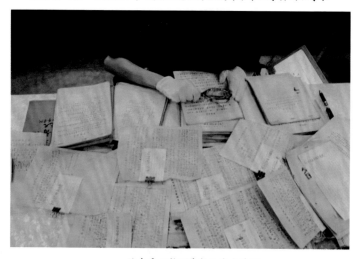

编者悉心整理戴尧天先生手稿

009

专业人才。继承和发掘中药，均有卓越成就。撰有《中药炮制与临床疗效关系》主编全国高等医药院校教材《中药炮制学》。

黄星垣 生于 1921 年，四川省峨眉县人。1949 年毕业于国防医学院大学部医科系。为中西医结合专家。任重庆市中医研究所研究员、副所长、中国中西结合研究会常务理事、卫生部学位委员会中西医结合组成员等职。在肾盂肾炎、内科急症研究成绩卓著。撰有《脏腑辨证论治规律探讨》、《温病卫气营血理论探讨》、《肾盂肾炎的研究》及《中医内科急症的证治要点探讨》。主编有《实用中医内科学》和《中医内科急症证治》。

王静安 生于 1922 年，四川省成都市人。从师廖里奭、李辉儒、白子镕等学习中医。勤奋好学，学业大有长进。曾在成都水津街及紫东街复元堂开设"济群诊所"，挂牌行医。精于儿科。1955 年考入成都中医进修学校深造，毕业后调成都卫协门诊部（现成都市中医医院），任儿科医师、副主任医师。善于运用温病辨证，治疗麻、痘、惊、疳及诸多小儿疑难危重病症，疗效甚好，人皆誉为"小儿王"。撰有《浅谈小儿咳嗽临床分型证治》、《治疗颌下淋巴结炎之我见》、《治疗小儿惊风的临床体会》、《过敏性皮炎治验》、《中医辨证治疗鹅口疮 100 例的临床体会》等论文。著有《静安慈幼心书》。

陈枢燮 生于 1922 年，四川省重庆市人。从师习医，苦学经典籍及诸家学说。精于内科。1942 年在重庆民国路同仁药房，大阳沟大中国药坐堂行医。1955 年调重庆市第二中医医院任中医师、副主任医师，兼任四川省中医学会理事等职。以继承和发扬传统医学成绩卓著，获省、市劳动模范称号。擅长治疗内科杂病，尤以治疗温病见长。善于总结经验，撰有《加味金刚丸治疗瘘痹证报告》、《辨高热当辨汗与溺》、《"崩漏"临床论治心得》等。

戴尧天 生于 1922 年，四川省温江县

人。1947 年毕业于南京国立政治大学。祖辈为医，在其父戴朗胥指导下，课余奋发习医，凡中医重要典籍无不刻意钻研，并为邻里亲朋治病。临证时，力求理论与实践结合。及至大学毕业，其医学水平也渐提高。建国后，行医乡里，治病疗效甚佳，渐有名气。1959 年调双流县人民医院工作。1962 年调温江县中医医院，任副院长，兼任成都市中医学会副理事长及四川省第一届中医学会理事等职。擅长内科，对脉学研究颇有心得。治病注重四诊合参。强调问诊宜详，推崇并实践前人"怪病从痰治"的论点。治愈不少疑难大症，医理精通，经验丰富。撰有《脏象学说中有关控制论基本原理初探》、《暑温证治》、《论四时外感》等。

李克光 生于 1922 年，四川省成都市人。中医教育家。大学毕业后，随其父名医李斯炽习医，钻研中医典籍。1953 年入成都中医进修班深造。后从事临床工作。任四川医学院中医教研室主任、成都中医学院中医基础、内科、《金匮》教研室主任、教授、副院长、四川省中医药研究院院长，兼任四川省中医学会常务理事、中华全国中医学会理事、全国中医教材审编委员会委员等职。擅长内科，善于教学，培养了大批中医专业人才。尤对中医古籍的研究，颇有心得。主编有《金匮要略选读》、《金匮要略讲义》、《中医学基础》、《实用中医内科学》。撰有《内经五运六气述要》、《试论历节》等。

陆干甫 生于 1923 年，四川省成都市人。生于世医之家。其父陆仲鹤、祖父陆景庭俱为蜀中名医，皆以擅长治疗温病享誉成都。陆干甫 21 岁时即毕业于四川国学院，对《内经》、《难经》、《伤寒》、《金匮》及温病学等经典籍造诣颇深，并继承了祖传治疗温病的经验，对内科疑难杂病尤有研究。1946 年于重庆行医，数年间即渐有名气。精于内科。建国后，任成都市第一工人医院、成都中医学院附院、四川省中医研究所内科主任、

《四川省医药卫生志》收录戴尧天先生的简介

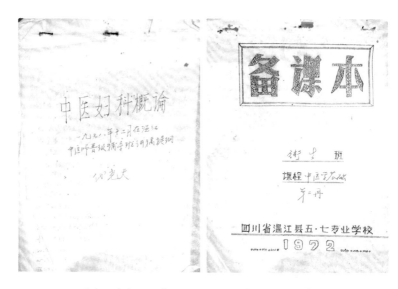

戴尧天先生 1979 年于温江"五七"专校时的备课资料（1）

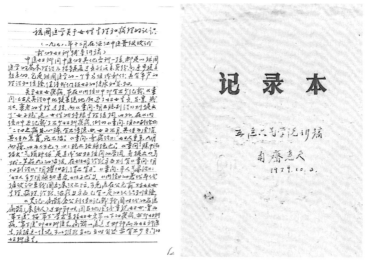

戴尧天先生 1979 年于温江"五七"专校时的备课资料（2）

编号_____

会议记录本

菊斋医案

第一册（内科）

戴尧天先生《菊斋医案》手稿（1）

戴尧天先生《菊斋医话》手稿（2）

戴尧天先生文论手稿

大雨落幽燕，白浪滔天，秦皇岛外打鱼船。一片汪洋都不见，知向谁边？往事越千年，魏武挥鞭，东临碣石有遗篇。萧瑟秋风今又是，换了人间。

多少事，从来急；天地转，光阴迫。一万年太久，只争朝夕。

南康学书于柳州　一九七八年孟冬

戴尧天先生手书毛泽东诗词书法作品两幅

前　言

1. 关于川派中医研究的一些情况和问题

地域医学流派形成是中医药学科发展历史中一个特色的学术现象和社会现象，受地域气候、社会制度、民风民俗、人口经济等要素影响下的中医药学实践呈现出在学风、团队组织形式、学术研究方向与临床特色等方面的差异。

以巴蜀地域为核心联系的川派医学，是中医学体系内举足轻重的部分，在历史发展过程中，川医流派在涉医、药、文、术等方面多有别具一格的创新成果。关于地域医学流派学术保护传承工作，目前受限于谱系不清、商业化、资源配置失衡等，而常常存在"大醇而小疵"的遗憾。内部环境中的要素里，对于代表性人物、名老中医的学术思想、临床经验挖掘是当下重要的工作内容。《中共中央 国务院关于促进中医药传承创新发展的意见》《国务院关于扶持和促进中医药事业发展的若干意见》与部委、司局、省自治区所印发的相关配套文件中均明确强调"传承名老中医专家学术思想"在中医药根脉源流梳理与理论实践继承创新中的核心作用，并加以指示要求。

川派中医药研究，尤其是川派名老中医学术思想整理，在近年来亦呈现脚步加快的趋势。关于川派中医药学术思想挖掘整理由 21 世纪初开始刊文传播，逐步向系统化、体系化的丛书著作阐释过渡。2014 年，杨殿兴团队编写《川派中医源流与发展》，较为系统地考证并阐释了这一大地域医学流派的源流脉络、内涵内容与学术特色，以"川派"之名来正式明确四川医药学家学问体系归属的定义，考证了传承的谱系并总结与传承沿革的阶段特色，对于集中展示巴蜀地区医学成就、发展历史与学术创新意义较大。同年中国中医药出版社与地方政府、科研院校、医疗单位组织编写出版了《川派中医药名家丛书》，可见目前关于"川派"医学的历史渊源、学术发展源流、学派形成及发展状况方面的研究已渐深化全面。而关于近现代川派医家的研究，成果多集中于遗留材料较为丰富、工作执教平台资源优势明显的医家，现丛书刊印书册以医家姓名命名，所熟知影响较大的医学家多有成都中医学院（现成都中医药大学）执教背景，或部分地方医家传承较好，至今其流派影响传播较大，且后人、后学资源较好。目前，各类期刊、著作研究亦多集中于这类医家。

四川历来是中医药发展的高地，四川学术多有蜀山灵秀之仙风，中医药界内无名大材较多，学风潇洒，个性鲜明。从个人感受经历来说，很难得有地方如四川这样拥有中医药发展极其优渥的群众基础，现到川中地市，店肆门面，药店众多，凡有药店处，大多有坐堂之医、饮片之柜，这在国内也是少见的，不得不承认与川中诸医的临床业务水平有很大关系。我学医时，凡至一县，必有名医。早先在广元跟诊某师，临证数十年，全区近半数人受惠其医术，一县区有一二如此之医，即有"半城"之名，亦是此类大匠使所在之处群众无不服膺中医药疗效。

中医药疗效是中医药最本质的特征与生命力，通过临床医疗来客观展示中医药技术优势与底蕴特色，迁兰变鲍，似桃李之蹑成，此等感召更具说服力。

真临床师一人，胜百千经教师！

但亦当为憾是，如我所知之部分县市名家多随身去而湮名，难以留下传承材料。还有一些在地方、民间或其他行业从事工作的近现代名医家，因资源条件的限制或过早仙逝，所遗可值研究学术材料较少，甚至尽数亡佚，收集困难，关注不多，对这一部分医学家的学术抢救、整理挖掘，在现状研究里未能充分体现，未能将这一地域医学流派的一些局部面貌、特色、风格、价值，臻善阐述。以人口不足 40 万梓潼县为例，据梓潼县相关资料记载和通讯文稿，20 世纪 20 年代，中医儿科有唐孝光、赵博斋，骨科有亡麻子之徒邓万富，伤科有陈载儒，眼科有傅清连，针灸有张文蛟等，同期陈树英之徒郭代兴、董兹生，蒲显聪之子蒲辅周等后来医名卓著，影响甚大。新中国成立后，郭、陈、郝、蒲被誉为梓潼县城中医四大家。四大家之后人如蒲辅周、薛崇名等人常向沈绍九等名医请教、切磋，在成都名声日隆。除蒲氏的学术挖掘和传承情况较好外，余三家目前在期刊、著作这样面向学科的学术研究方面，很难找到相关资料。梓潼县如此，其他地方也可类推，况非每地之医中都有蒲氏这样能从地方走出去的人物，传承情况不可谓不足憾。

2. 戴尧天生平简介和手稿资料情况介绍

因授业师代守忠（曾用名"戴守忠"，后一直沿用代守忠作为正名）有对戴尧天先生的回忆撰文（见附录），这里就不再详细展开，仅就履历情况简单介绍：

戴尧天先生（1922—1997），中国民主同盟盟员。1947年7月毕业于南京国立中央政治大学地政系，曾担任原西康省宣传部门报社编辑、原西康省高等农学院俄语、英语教师，因受其父戴朗霄（近代名医）影响，而随家传学医。1950年开始于温江县（今成都市温江区）从事中医药工作，1962年调入县中医院任副院长，后历任温江县人民政府副县长（副厅级）、政协副主席、人大常委会副主任。但从政期间，从未中断中医药事业。1958年温江县钩端螺旋体病大肆流行，其研创"芦花汤"治愈众多患者，获得省市卫生部门表彰（《温江县志》《温江医药卫生志》记载）。其行医过程近50年，20世纪50至70年代，李斯炽、李克光、郭仲夫曾三请其担任成都中医学院教职，但终因行政工作一时无暇而搁置（根据戴尧天之子——温江区名老中医代守忠回忆）。1984年获授"温江县名老中医师"称号，1985年被评为"成都市名中医师"，同年被选为四川省中医代表参加全国第二次中医代表会，兼任成都市中医药学会副理事长及四川省第一届中医学会理事。在其任职期间曾担任"温江区振兴中医领导小组"副组长，为温江中医师资班、进修班、"五七"专校等授讲四大经典，现成都地区诸多名医均受其教，陈定潜为弟子中之长，现为主任医师，博士生导师，入选第五批"全国老中医药专家学术经验继承工作指导老师"。

戴尧天先生号菊斋，一生较为传奇，通医学，治瘟名扬，善书画，以颜体出众，精文学，古体律诗仍为地方称颂（现温江公园与一些大型公益性建筑落成之序赋皆出自戴尧天先生手笔），但为人低调，所留著作医案、医话、医论、讲义文字尽皆手书，未曾出版面世，近 70 册，约 200 万字，现亡佚近半。目前除了地方志和省医药卫生志上有关于戴尧天先生记述外，其难以从其他途径窥见戴尧天先生生平与学术思想。本次仰赖戴尧天先生后人及门生和原温江县各单位大力支持，提供各处所藏戴尧天先生本人及指导其子所书手稿，年代集中于 1972~1989 年间。这个时期也是戴尧天先生学术思想已臻成熟之阶段，初步整理分类出 33 册，约 60 万字。中医类：辅导讲稿 1 册，《时行杂病辅导讲稿》《菊斋医案》5 册，未命名医案 3 册，《菊斋医话》3 册，《菊斋讲稿》4 册，《"五七"专校教学讲稿》10 册，《中医基础理论讲义》5 册，《金匮要略讲义》1 册，《温病学讲义》1 册，《〈伤寒论〉十讲》（现余 3 册），《本草笔记》1 册，《临床论病笔记》3 册（肺心病、胁痛、哮喘、癫狂、健忘、瘫痪、神昏谵语等近 60 个病种），《诸家要言集锦》1 册，《论文集》1 册（多从未见刊，共计 20 篇论文）。文学类：《菊斋诗抄》1 册（温江民盟支部内部整理，1994 年）。书画类：国画两幅，书法 7 幅。工作类：《〈温江县志〉编纂草案》（手写版）。

　　戴氏内科医派，肇始晚清，在川西地区影响力较大，且传承有序，谱系完整，戴尧天先生为戴氏内科的集大成者，也是代表性人物。我们将先生的手稿初步整理归类，虽部分内容仍有残损、错漏，但手稿体量大，所涉类别多，本草、治法、理论、方剂、临床医案均较为完整丰富，学术价值、文献价值较大，应该来说能够基本反映戴尧天先生的学术思想，对继承名老中医经验，丰富完善川医戴氏内科学派，这些材料则显得尤其珍贵。对于完善川派医学内容，促进地域学派医学发展，或可发挥其积极作用。

文愈龙

2024 年 6 月

整理说明

戴尧天先生手稿由代守忠老师付嘱于我。我素知川中老医功底，川派医家成果整理亦繁。《四川省医药卫生志》中收录四川中医业医者数十人，戴尧天先生与颇负盛名的李斯炽、冉品珍、王渭川、王静安、蒲辅周等同列于中。所录诸人，无一不蜚名百年医史，但戴尧天先生未有任何作品存世发行，除开《卫生志》录入，亦检索不到任何信息、事迹，与同时期医家影响相较，似见细许多。

在未细研读戴尧天先生手稿著作时，曾私揣其学术价值，或多体现在展示地域医学临床特色，不过就四川医脉辟一隅角落，留下老医痕迹一斑。但愈研其留著，似愈觉不凡，戴案功底深厚，细节之处，玩味非常，便使诸生精读，与之厘辨，夫子所谓"弥高""弥坚"之感，初涉医门者，或能从此而体会。

戴尧天先生勤于著作，其讲义、随笔、经典阐解文稿虽体量较大，但多有不全，整理研究工作量也较大，而相关的事务无可再付嘱之人，还须亲为，杂务繁忙，已常奔波其他，此事只得搁置。

近代沪上名医张山雷于其著中所言："医书论证，但纪其常，而兼证之纷淆，病源之递嬗，则万不能条分缕析，反致杂乱无章，惟医案则恒随见症为迁移，活泼无方，具有万变无穷之妙，俨如病人在侧，馨咳亲闻。所以多读医案，绝胜于随侍名师，直不啻聚古今之良医而相与晤对一堂，上下议论，何快如之。"作为一个临床家，其医案、医话所见之较完整治疗思想，较手稿其余内容，更有"旨入见性"之妙，山雷先生之快，欲先与读者共飨，故劳一些同学将医案、医话部分整理出来。

"戴尧天先生是川派中医内一颗极其宝贵的遗珠！"这一印象改变，也让我把在余处精力、时间有了动力挤出来专心做此事。

写至此处，赋得几句，随记：

沧海无横渡，漂洋不经心。

归来拾遗处，万象一毛轻。

写在整理菊斋遗稿中

春芳将谢时，四十年此中。

多病觞杯老，摩挲腕上珠。

青春曾耽酒，哪尝老来兴。

师为酒中仙，文章谷气深。

我断龙头角，今已不堪提。

疲橹入汪洋，窃公金首鞭。

欲问渡水事，故纸总相欺。

迷途有二法，见性无相轻。

但为何事去，何事不可知。

一事别过后，相欠少一分。

择期且迁步，谁与身后行。

老医应怜我，乖狃具天真。

巧言戕灵思，精术溺功名。

赤脚涉荒往，从师来高登。

飞蓬筑星台，呼仙或可亲？

菊斋清甚雅，留客到如今。

夜深未敢宿，终是独行人。

一、内容板块

书稿收录内容大致分三个部分：医案、医话与文论。

1. 医案部分 又有详略区别，详略分别依据：详案指具有完整治疗过程的医案记录，可以充分了解该病证的治疗处理思路与疗效，多附有戴尧天先生原记按语，能较为清晰体现学术与临床特色。略案指不具有完整治疗过程，仅有初诊处理，未有后续治疗记录与疗效反馈，理解和分析较为困难，可以从遣方立法中，体会先生处理思路，供揣测其他。此二内容来自初步汇编的 5 册《菊斋医案》，3 册《未命名医案》，略案中 400 余案，因较单薄，选用其 108 案为代表。若尽选用，未免冗杂，戴尧天先生手稿医案详案记录，手稿中多有重复，但内容大致无差，摘选比对后，目前全部选录，应无遗漏。

部分医案后附我评语。"六机"之后，我思维愈窄，水平有限，只能以个人体系概念加以分析理解，阐释风格较为不经，未必能全面、客观地展示戴尧天先生学术，望读者更侧重原案和按语理解体会。这也是《写在整理菊斋遗稿中》一诗中"夜深未敢宿，终是独行人"的感叹。

2. 医话部分 来自整理手稿中 3 册《菊斋医话》，亦有重复，比对后择选其优。医话为戴尧天先生临证心得、学术评论、见闻掌故等记录，尤其可贵的是将家传（蒲术饼）与所闻民间之效验方剂（糖尿病验方、狂犬病方等）公开，将个人方剂分析或使用经验无私陈述，临证、研究者或得启发。

3. 文论部分 《钩端螺旋体病的辨证论治》《中医药治疗老

年性支气管炎初步方法》来自戴尧天先生之子代守忠老师20世纪80年代刊发或会议交流的论文，因受戴尧天先生指导，一脉承继其父学术，亦可彰显此二病种论治菊斋之学的思想，故录入。《金元四大家的学术》为戴尧天先生讲稿之一，似手稿中其余讲稿皆有专题，未有专门各家学说的主题讲稿，暂将其放置文论。

二、编排体例与说明

1. 本书内容中增加了编者的按语、评述，对书稿中有关内容、概念的说明、引申的发散性解释或随读感想多以按语附后，见于医话部分。医案中部分有原按语，而就医案治疗、学术特色等从个人角度进行延伸讨论之内容，多以评语形式出现。但就内容而言，部分按、评语在撰写时多由其时兴之所至，有时不甚规范，评、按结合的情况较多，后欲再细厘，却觉诸多内容拆解费神，想来不过于珠玉旁留泥爪，不影响整体内容，也决定暂且不顾，望读者见谅，侧重内容体会便是。原按语为戴尧天先生本人或其时侍诊学生所留，文中标注为【原按】。我之按、评以【文按】【文评】标注，个人的观点较为不经，作出标注，不至于混淆、耽误大家阅读原文。

2. 手稿中有残损或字迹难辨处，若为术语单字，联系内容使用，依通用字词而补替。若无法联系确凿内容的单字、词、句，完全不影响上下文逻辑、内容表达者，暂作删减或改动，存在无法辨认清晰字词，不能准确联系其内容，以□标注。手稿行文有方言、地区、个人习惯的表述风格之处，如影响阅读，则作出改动调整。如书稿面世后，对其文献价值有重新估量需要，再与原稿相校，于再版注明。

3. 手稿中异体字、古字、俗字及地域和个人书写习惯之字、名，均按现标准字、名以律，不出注。如：瓜壳－瓜蒌壳，苔沾－苔黏，蔽－痹，防杞－防己，叩仁（白叩仁）－白蔻仁等。

4. 在临床病案与临证随笔中，中药多以两、斤计，与戴尧天先生其他医案剂量差别甚大，且与案例病况、使用方剂法度不甚能符，疑为传抄讹误，在求证代守忠师后，两易为钱，斤易为两。

例：肤痒案中枇杷叶二斤改为"枇杷叶二两"。

临证随笔《哮喘》论述中："方用苏子四两，沉香粉一两半（三次冲服），肉桂一两，法半夏四两，茯苓四两，前胡三两，化红（化橘红）三两，白芥三两，莱菔二两，厚朴三两，当归三两，炙甘草一两，生姜五两。"《化红"蒲术饼"外贴治疝》中："初方服吴萸四逆汤加减（吴萸三两，上桂二两，赤芍三两，细辛一两，花木通一两，荔核三两，小茴香二两，炙甘草一两）二剂。"《祖传治"月姦病"验方》中："方为滑石六两，生甘草一两，猪苓三两，茯苓三两，泽泻三两，雄黄一两，共为细末，分六次空胃开水或米饮冲服。"这几处，均易为钱计。

5. 详案中，方药剂量有以"钱"计，有以"g"计，但以"钱"计内容甚多，故在详案整理时，均以"钱"计标准统一。而在略案与医案、医话中的计量则依手稿内容而定。其中向代守忠师求证：3g＝一钱，30g＝一刃（乂）/一两，0.3g＝一分。

6. 医案整理归类规范须特别说明，因在详案整理中关于手稿中案名存在以下问题。

（1）治案命名标准不统一，有以西医诊断为案名，有以中医病名为案名，有以中医证型为案名，有以病机要素为案名。

本次整理归类规范：依据主症，统一以中医病名命名治案；在类案中，以病机要素或证型名案。若手稿原文里有西医诊断则以括号附于案名后。

（2）在对内科医案归类时，戴尧天先生虽为内科临床家，但临床学术思想似亦颇袭温病家色彩。

在初步判断并尊重其学术特色的基础上，关于治案归类，以案例病机层次与治法处理思维而定性，而不以其使用方剂是否为经方而定其是否为伤寒类案。初步归纳三个篇章：伤寒类案篇、温病篇、杂病篇。

例：少阳中风案虽用小柴胡汤加减以治，但其病机考量和治疗层次似更与温病思维相合，故归入温病篇。水痘案虽以桂枝加附子汤处理，综观全案，虽用伤寒方，但我亦不能以戴尧天先生按原本伤寒病治。

关于识证、辨病，除开基本的病理规律外，在中医学界，所依学派、个人临床思维痕迹浓厚，譬如同一病证，温病家识病处理可能与经方家、扶阳学派都较有区别。故这类归纳，亦受笔者个人学术局限性影响，将戴尧天先生近伤寒法处理的四则医案，不能判断为典型伤寒思维治法，故名伤寒类案。在归类规范时，我亦觉未臻于善，唯求较为清晰易看，供同行者自行体味。

以上是笔者在整理过程中需要说明的一些具体问题，受学识、精力限制，未能细致入精，疏陋鄙薄处还望同行指正赐教。

文愈龙

2024 年 4 月

目　录

菊斋文论 ——————————————————— 195

附录 ——————————————————————— 217

菊斋医案

伤寒、温病案

伤寒外感类案 4 则

1. 太阳中风饮停

宋某，女，24 岁，农民，已婚，住温江县金马公社十大队二生产队。

1958 年 7 月 12 日诊：三日前感全身不适，头项强痛，鼻塞清涕，恶寒发热，时感泛呕，自汗。前医诊系暑湿时邪，投以香薷饮加大黄、楂曲等泄热导滞之品，药后病不解，反增脘闷、少尿。舌淡，苔白薄滑，脉浮缓。证属太阳中风，误用寒下而致胃中停饮。拟解肌化饮，治以桂枝加茯苓白术汤。

桂枝三钱，白芍三钱，茯苓四钱，白术三钱，炙甘草二钱，大枣四枚，生姜八钱。

嘱其药后，稀饭助汗，一剂告痊。

【原按】仲景《伤寒论》称："服桂枝汤，或下之，仍头项强痛，翕翕发热，无汗，心下满，微痛，小便不利者，桂枝去桂加茯苓白术汤主之。"多数注家均认为"去桂"系"去术"之误。改桂枝汤去术是用于太阳病误下而见脉促、胸满之症。本病虽经误下，却未出现脉促、胸满，仅见心下满、小便不利这两项胃中停饮的主要证候。桂枝汤原为太阳中风而设，桂枝、白术等同属该方主药，若但取其一，即难达到解肌祛邪，调和营卫的治疗目的。根据"有是病即用是药"以及"有故无殒，故无殒也"的原则，不为前人去桂去术之论所囿，果然取得满意效果。此外，由于本病发生于夏季，而所呈现出来的若干证候又往往与伤暑一证相似，最易造成辨证上的错误。其关键在于察舌，暑为火热之邪，其舌必见红赤；暑多夹湿，其苔而见厚腻；本病之舌淡而不红，苔呈白滑，但与暑证舌象迥然不同，前医之误恐即在此。

【文评】去桂方，乃是阳明气弱虚痞变证，离太阳；去术方，乃是太阳气陷变证，在太阳。戴尧天先生对伤寒病机理解透彻，虽见此条文标准证，仍从病机把握，保留桂枝，兼用苓、术，外透陷邪，内养中气而化阴湿。

2. 太阳伤寒夹湿

徐胡氏，女，58 岁，居民，已婚，住温江城关解放路。

1975 年 1 月 11 日诊：昨起恶寒凛然，头痛项强，腰痛，全身骨节烦痛，无汗，时时欲吐，二便自调，面青白，舌质淡，苔白腻，脉浮紧，以往有风湿史。太阳伤寒夹湿之证，治以麻黄汤加味。

麻黄一钱（先熬，去上沫），桂枝三钱，苍术三钱，杏仁二钱，炙甘草一钱。

一剂得汗而愈。

【原按】恶寒无汗、牙疼股痛、骨节疼痛、呕逆、脉浮紧等均为寒伤太阳证，但其人素患风湿，兼见苔白而腻，故诊为太阳伤寒夹湿，用麻黄汤全方加苍术以散寒祛湿。如果仅着眼于寒伤太阳，但用麻黄汤，固能使寒邪得汗而解，但湿性黏滞，必不能从汗而去。恐寒去之后，仍有风湿痹痛，方中选加苍术一味，与桂枝相伍，起到祛风除湿的作用。俾寒从汗解，湿从外透，表无留邪，收到一汗而愈的速效。患者年岁虽大，但体气尚佳，故不避麻黄之效，况剂量尚轻，得汗即嘱停药观察，防止过汗之弊。

【文评】此标准麻黄汤证，既往有风湿史，且见苔腻，可趁此外感之机，搜剔阳分阴浊出体，苍术尚有发表之功。此方麻黄量少，若不得苍术，可能发表之力稍有不逮。

3. 风寒犯肺

王某，女，29岁，教师，已婚，住温江东风幼儿园。

1975年10月7日诊：四天前感头晕痛，身酸楚，恶寒，发热，无汗，鼻塞清涕，声音嘶哑，喉痒咳嗽，吐痰清稀，自行购服银翘丸三次，病不解，反见声哑加重，喉痒咳嗽转增。又用单味胖大海泡服，亦未获效。诊见舌质正常，苔白薄滑，小便清长，脉浮缓。证属风寒犯肺，治以三拗汤加味。

麻黄八分(先熬，去上沫)，杏仁三钱，薄荷三钱，蝉衣一钱，前胡三钱，桔梗二钱，化橘红二钱，炙甘草一钱。

【原按】本病属风寒犯肺而以风邪为主，故用三拗汤加薄荷、蝉衣等祛风之品。全方剂量俱轻，是即徐之才"轻可去实"之意。无论伤寒、温病，邪在肺卫，上焦郁闭，均应本着"上焦如羽，非轻不举"的法则，遣方用药宜力求轻灵。否则药过病所，不仅有宣泄太过的弊病，而且还可能损伤胃气、诛伐无辜。

【文评】出音声，音由咽、舌校，声从肺、喉出，声壮音嘶是肺喉中所承阳分中位气壅实，而咽、舌津化乏少。何以言阳分中位？若阳分上位气壅实，则变以津降不利为主，虽可见音嘶，必声闷重或弱哑，乃至失声。气热壅实，以解毒利之；气滞壅实，则以解表药开之。近扶阳诸家，善以麻黄、附子、细辛处理暴哑，虽言寒伤，其实乃去气积，助阴降。

4. 少阳中风胁痛

刘某，男性，44岁，农民，住温江县金马乡。

1957年冬季发病，初起头痛身痛，恶寒发热，左胁疼痛，心悸短气。十余日来，左胁疼痛有增无已；转见往来寒热，咯唾脓血，气味腥臭，口渴思饮，胃呆纳少，面色苍白，形疲神疲。据告早年曾有咳嗽吐血病史。舌红，苔黄腻，脉弦数，左尺浮躁，上侵头部。此属阴虚而兼少阳中风之证。

处方：小柴胡汤加减。

正党参五钱，柴胡三钱，黄芩四钱，天花粉四钱，桔梗三钱，浙贝母三钱，生牡蛎八钱，白芍四钱，青皮二钱，丝瓜络四钱，生甘草二钱。

二诊：病减，能熟睡半日，自谓患病以来从未如此安静能卧。既已获效，即据原方化裁。

正党参五钱，柴胡三钱，京半夏三钱，白芍四钱，黄芩四钱，生牡蛎八钱，白芥子二钱，降香一钱，当归尾三钱，丝瓜络四钱，橘红二钱，金铃子三钱。

三诊：服上方二剂，胁痛大减，血痰亦净，胃纳增加，精神转佳。效不更方，原方再进。另加服小金丹，日三次，每次三钱，用煎剂冲服。

四诊：眠食日佳，除微感胁痛外，诸症若失，改与六味地黄丸与小金丹相间服用，十日获痊。

【原按】阴虚之体，木火刑金，加之风邪犯少阳，内外交困，故其发病远较单纯的少阳中风证为剧。初诊左尺脉浮躁不宁，上侵头部，多主肾阴有亏、水不涵木，多年来验于临床，历试不爽。首次投药即注意在治疗少阳中风的同时，加用白芍、牡蛎以柔肝潜阳，制其虚火内扰之势。待邪气尽去，乃专心六味地黄丸滋养肾阴，以为善后之治。小金丹能化痰通络、消瘀散积，常可用以治疗痈疽属瘀及癥瘕积聚者，现以之与他药配合用来治疗本病，亦颇合拍。

肺痈案

李某，男，24岁，农民，住金马乡杨家石桥侧。

1958年3月15日初诊：发病4个月，初起恶寒发热，头痛身痛，医投香苏散加味一剂。翌日壮热烦躁，谵言妄见，自汗，口渴，鼻衄，溺赤，咳嗽，痰黏稠如铁锈，咯唾不爽，舌红，苔干白，脉洪数有力。温邪犯肺，太阴阳明热炽，防有肺痈之变，拟白虎汤加减。

生石膏二两（先煎），知母五钱，金银花五钱，净连翘五钱，杏仁三钱，浙贝母三钱，广玄参八钱，焦栀子三钱，枯黄芩三钱，生甘草二钱，鲜茅根二两，鲜芦根二两，淡竹叶三钱。

3月16日二诊：热退神清，余恙亦减。但出现右胸刺痛，咳则加剧；痰稠色黄，偶杂血丝。腹中烦热，口尚作渴。舌红，苔黄燥，脉滑数。治以白虎汤合千金苇茎汤加减。

生石膏二两（先煎），知母五钱，毛银花（忍冬藤）五钱、净连翘五钱、薏苡仁五钱，冬瓜仁八钱，桃仁三钱，玄参八钱，生地八钱，淡竹叶三钱，生甘草三钱，鲜茅、芦根各二两。

3月17日三诊：上方服一剂，痰中血净；但仍黄稠且有腥臭，心烦口渴，寐则谵语，便溏，溺赤，舌质深红，两侧苔黄燥。痰热未尽，气津受损，原方已效，再进一步。

薏苡仁五钱，毛银花二钱，连翘一钱，桔梗四钱，花粉三钱，麦冬八钱，玄参八钱，知母四钱，浙贝母三钱，生甘草三钱，鲜芦根二两。

3月19日四诊：上方服二剂，肺痈全解。余恙大有减轻，痰转稀白，偶尔尚杂少许血丝，右胸时觉有物梗阻，面色苍白，心悸易倦，舌质红，两侧苔由黄转白，脉来细滑而数。拟清除余邪、养阴生津法两相结合，可以获安。

北沙参四钱，玉竹三钱，麦冬四钱，玄参八钱，生地四钱，毛银花二两，连翘六钱，浙贝母三钱，桔梗三钱，瓜蒌四钱，薏苡仁四钱，丝瓜络四钱，丹皮三钱，甘草二钱。

后获悉：服上药一剂后，竟不劳调补善后获痊愈。

【文评】石膏需先煎，实古之用药，并无此习惯规范。现多以矿物质重，难析出有效成分，而主张石膏先煎。较为权威的是雷载权、张廷模之《中华临床中药学》中记："石膏，内服宜生用，入汤剂宜打碎先煎。"黑龙江中医药大学第二附属医院王新铁等人在1999年撰文《对石膏煎制的新认识》

中提出质疑，认为：石膏以复方汤剂同煎的效果为最佳，没有必要单独先煎。仲景之白虎类方煎服方法中有"煮米熟汤成"，即在同煎时，亦不须久煎。后之方药书，如《外台秘要》《雷公炮炙论》有石膏研末调服的服法。而近代川内中医多从先煎说，成都中医药大学所编方剂、药学教材可为一例。如从中医药性而言，石膏在阳分，泻火不须先煎，若有清脏之用，不妨多煮。

"痰黏稠如铁锈"是阴分伤之指征。痰涎之物，本为阳津离位所变，其治在气津二位。而温热病，妄投辛散，有热变次第有三。一先壮其壅气，致气不降顺而津干，此热不伤阴分，待津液再变，方再应阴经，阴分从经变，返消其阳，阳弱才入血分，入血分则壅阴分升气，又返消其阳，如此这般，至于危证。二先触其弱位，辛散之物虽皆言温，但其位各有不同，循从其位，而弱其阴，渐次阳陷，乘虚而变，直伤阴位，变为痈疮。痈疮者，蚀其内位阴气，阴气弱，而阴分升气渐强，再助阳分诸热，续变。阴分升气当强而强时，阴气充沛也，医言此为真阳气，实则不。阴分升气不当强而强时，阴分衰微也，医言此为相火，实则不。三者引动伏邪，浊热相煽。阴分以浊变为病理之常，其阴分浊积，以辛散发于阴而散于阳分，以苦寒涩味消于下，以厚味托出。伏邪引动，于阳热相结，该于阳分散出者，结热而聚，阴分精气匮少，浊毒攻于内，所谓阴闭阳燔，内外不交，多呈热闭之证。

少阳中风案

蔡某，女，24岁，教师，住双流初中学校。

1962年6月9日初诊：近两日来头痛身倦，经来寒热，胸胁胀满，口苦咽干，脘闷泛呕，头部多汗，大便黄稀，日泻二三次，舌苔白腻，脉弦濡。外风夹暑，袭于少阳，治宜和解清化，予小柴胡汤加减。

柴胡三钱，法半夏三钱，枯芩三钱，厚朴三钱，薏苡仁四钱，郁金二钱，蔻衣（白豆蔻壳）一钱，滑石六钱，生、熟麦芽各一钱，鲜藿香一两（后下）。

6月10日二诊：诸恙大减，仍宗前法而小变之。

柴胡二钱，半夏三钱，枯芩三钱，六一散七钱，怀山药八钱，白芍四钱，郁金二钱，白豆蔻一钱，生、熟麦芽各一钱，鲜藿香一两（后下）。

6月12日三诊：上方连服2剂，病已基本向愈。唯觉短气神疲，口淡乏味，胃呆纳少，小便短赤灼热，舌红无苔，脉弦细濡数。暑热未尽，气津受损，治以王氏清暑益气汤立法。

党参六钱，五味子一钱，麦冬四钱，黄连一钱，薏苡仁四钱，怀山药八钱，白蔻仁一钱，藿香一钱，石斛四钱，生、熟谷麦芽各一钱，六一散七钱。

上方连服4剂而获愈。

【原按】夏季或因气候骤变，或因沐浴贪凉，常多伤寒夹暑之证。本病属少阳中风兼夹暑邪。初诊以小柴胡汤为主，去参、草、枣、姜之甘温，加薏苡仁、厚朴、滑石、郁金、蔻仁、藿香等清化淡渗之品合黄芩，苦以清暑化湿。次诊病减者，减其制，仍据原方加入怀山药、白芍，制肝实脾，控制泄泻。末诊时，少阳证尽解，仅见短气神疲、胃呆纳少、舌红无苔、小便短赤灼热，这是暑热未除、气津潜耗的表现，故改用王孟英清暑益气法善后。本病前后三诊，首重祛邪，此则于祛邪之中稍稍调补，最后以扶正为主，在益气生津、清养胃阴的基础上，略与清化暑湿余邪以为善后，层次井然，疗效亦称满意。

　　【文评】此案症状邪与津相变，阳分内位气弱而现湿象，有初入阴分之势。而解之，有从津而逐透，从内位气而扶转至表外。戴尧天先生一诊中以阳分分离津与热之变，助中位气行而透；二诊则加山药，渐实内位气；三诊时，始终从内而分利浊清。三诊见小便短赤，不可作阳分热看，实热初入阴分，故小便少而浊热。初入阴分，则由津液变于阴分气，不深入者，即寻阴分外位解法，不经阳明位而降和，则以津耗而助阳明位降阴而和。若少戴尧天先生三诊之治，其病虽多仍自和，但必留邪阴分，秋冬有时发为疟疾。

冒暑案

　　李某，男性，71岁，温江县医院老中医。

　　1977年7月10日初诊：年来形神渐衰，常感头晕、目眩、短气、右胁疼痛。迭经检查，确诊为"高血压""冠心病"及"结核性胸膜炎"。近年七月上旬冒暑，头痛身痛，寒热无汗，胸闷纳呆。其子增康投以香薷饮一剂，服后得汗，颇感平稳。翌日突然不适，午后发热，自汗，咳嗽气促，右胸甚痛，大便溏泄，乃邀余诊。舌淡红，苔白薄润，脉弦滑、右大于左。此为暑邪引动伏饮，处方用仲景苓桂术甘汤加味。

桂枝三钱，白术五钱，茯苓八钱，法半夏三钱，干姜二钱，五味子一钱，扁豆四钱，木通三钱。

7月12日二诊：上方于大半天内即服完一剂，咳嗽胸痛减轻，痰量亦少，但仍发烧（体温39.5℃）。曾嘱其服上方第二剂时加青蒿三钱，以清暑透热。服完第二剂后，热退（其间曾接受西医同志建议，注射卡那霉素针两支）。复诊时各恙均减，体温37℃，脉虚弦细滑，两寸小弱，呈现暑伤气津、气虚饮伏之象。改方用生脉散合苏子降气汤加减。

党参一两，五味子一钱，边桂（企边桂）一钱，干姜三钱，苏子四钱，前胡三钱，法半夏三钱，茯苓四钱，砂仁一钱，沉香六分，补骨脂三钱。

7月13日三诊：病情渐平稳，然舌边转红，苔薄腻微黄，右脉弦细向缓，左脉弦滑鼓指向数。此系饮邪虽平但暑湿似尚滞于三焦，若不及时宣通，犹恐再动伏饮。予三仁汤化裁。

杏仁三钱，薏苡仁八钱，白蔻仁一钱，白通草一钱，厚朴五钱，肉桂一钱，射干三钱，法半夏三钱，茯苓五钱，冬瓜仁四钱，竹茹二钱，枇杷叶2片（去毛）。

7月14日四诊：服上方未尽一剂，时值正午，突然寒战，舌红，苔腻微黄，脉弦滑数，惟应指乏力，是暑湿之邪欲从外溃，而气津已虚，阳为饮困，正难托邪将作战汗之候。正宜因势利导，嘱一面继续按时服上方一剂助其祛邪之功，一面用下方浓煎频服以增其正气。

党参一根，麦冬四钱，制附片五钱。

7月16日五诊：药后不久即得战汗，全身如洗，顿觉神清气爽，胸部隐痛尽除，仅感乏力，舌转淡嫩，苔细薄腻，脉虚弦向滑、尺弱。邪去正虚当补肺、健脾、固肾，亦为善后之法。

党参一两，白术四钱，茯苓四钱，法半夏三钱，砂仁一钱，薏苡仁五钱，边桂一钱，菟丝子四钱，淫羊藿四钱，补骨脂三钱。

【文评】此案中治疗次第，即可知我所言戴医"分寸感"，初投香薷饮暂安而反复者，是未顾及阴分，李某体衰而常患"右胁疼痛"，知阴分津少，阴气难荣，便就触暑，亦当顾及阴分，否则邪可随而内伏。戴医之治，层次分寸清晰如是。

何以服香薷饮后平稳，而翌日而危剧？何以戴尧天先生以温阳化饮方，我谓其顾及阴分？李某本阴气衰惫而骤感外邪，邪感在阳分，气实亦然，阳分气实而阴分气衰亦然，则主要矛盾在于阴之升气不交，不交则降气愈气，浮气弥跃，使脱气而危。故戴尧天先生以桂苓术甘，此方本在阳分，苓术甘养阳分阴气以实其阴，桂化气充用以去其浊。但戴尧天先生用干姜，则坚其阴分，使桂化气层面由大抵胸胃至于阴分表位，助阴分升气，以五味子敛其漫散之阴分浮气以净其精，使阴分表位化气有源。白术、茯苓、甘草与桂同理，本在阳位，得干姜则使阳分阴气趋降于下；得五味子，则使甘淡所养之气与阴气媾。

暑秽案

刘某，女，21岁，农民，住温江县柳江公社。

1977年7月30日初诊：发病前10余日，初起即恶寒，继则发热，热后汗出，身即安和。开始多在上午至午时发作，约2小时后缓解；10余日后，发作时间渐转为午后，每次发作时间渐增至4小时左右。亦感头晕，身倦，胸闷，在当地治疗。服三仁汤、黄连温胆汤、蒿芩温胆汤等中药多剂，亦注射青霉素、链霉素，未见效果，乃转来温江地区人民医院住院。怀疑为"疟疾""肺结核"等病，但经多方检查均未查出有关依据。仍暂按"疟疾"，用奎宁治疗，同时注射青霉素、链霉素。在服奎宁期间，发热被控制，但稍停药有告发作，体温常波动于38.5～40℃。该院中医会诊，投以黄连解毒汤合泻白散2剂，服后反增泛呕和溏泄。患者家属私下邀余往诊。患者面色㿠白，形瘦神疲，不断出汗，肌发俱湿，脘闷胃呆，小便短黄，舌淡润，尖微红，脉虚浮而数。据告患者以往曾患胃痛，但已多年未发；平时体力强健，能胜任各项农业重劳动。脉证合参，认为系暑湿之邪犯于手太阴，误治后气津受损，脾胃亦伤。用东垣清暑益气汤合吴氏清络饮加减化裁。

炙黄芪八钱，党参八钱，五味子一钱，麦冬四钱，炒泽泻四钱，白术四钱，当归三钱，青蒿三钱，丝瓜络一两，益元散七钱。

本来嘱其停用一切西药，但因碍于住院便未全部停用，经婉言要求，始同意仅继续注射链霉素。当晚开始服药，次日即未发作寒热，汗出亦少，体温恢复。再服1剂，不仅寒热未再发作，而且神色转佳，饮食亦大为增加，于是带原方出院返家继服。后来了解，患者返家后连服原方4剂，精神食欲俱佳，但仍有中等度发热（体温37.5～38.5℃），伴有鼻塞、喉痒、咳嗽、自汗等风伤肺卫症状，因患者未来复诊，未作处理。仅建议其服桑菊饮加藿香、薏苡仁，料想若能及时进药，此病自不难痊愈。

【文评】恶寒后发热，待汗出而安，此邪在里不在表，始发于上午，是太阳旺而邪欲出，此时当和里清透，仍不出柴胡证。十余日后，午后而发，发作时间渐延长至4小时，知病仍在阳分，当仍以阳分治法，而兼养阴气而顺津液。前之汤剂，三仁当加透表药，蒿芩又纯在阴分，似为之过早；黄连类则与病机相差甚远。戴尧天先生曾发明"轻清通络法"以治时病，多喜藤络类药，透内外之邪，以其不伤正气，顺畅气机，助内外邪之分利，此案中瓜络则有此殊妙。

稻瘟案2则（钩端螺旋体病）

1. 热陷气脱

朱某，女，37岁，金马公社5管区1中队社员。1958年8月29日住院（金马公社医院）。

1958年8月29日初诊：曾患吐血，多年未发。此次咳嗽咯血，喘促短气，头痛身痛，恶寒发热，神疲自汗，两颧发赤，腓肠肌压痛显著，肌缘淋巴结肿大，右寸脉象厚滑而数，余脉濡数，入院后曾肌注氨茶碱一支，约 10 分钟即感心烦意乱，呼吸短促，病势急转直下，急予生脉散固气防脱（入院时体温 39℃）。

高丽参一钱，北五味子一钱，麦冬三钱，砂仁八分（研极细末，分三次和药冲服）。

8月30日二诊：体温降至 36.9℃，咯血量大为减少，烦乱喘促等显著减轻，精神转佳。原方有效，更进一筹。

生晒参五钱，炙黄芪八钱，当归三钱，白芍三钱，五味子一钱，白术一钱半，藕节三钱，焦栀一钱半，怀山药八钱，扁豆三钱，甘草一钱，鲜藿香八钱，鲜芦根二两（先熬代水）。

8月31日三诊：咯血全止，食量大增，神情清快，已入佳境。

正党参四钱，五味子一钱，炙黄芪八钱，京半夏三钱，云苓三钱，炙升麻八分，白芍三钱，柴胡一钱，白术一钱半，当归三钱，甘草一钱，鲜茅根二两（煎汤代水）。

9月1日四诊：体温降至 36.8℃，各恙告愈，再进 1 剂以善其后。

党参五钱，炙黄芪八钱，当归三钱，白芍三钱，五味子一钱，麦冬三钱，京半夏三钱，茯苓三钱，炙升麻八分，银花一钱，白术一钱半，甘草一钱，鲜芦根二两。

此上方服 2 剂，于 1959 年 9 月 4 日痊愈出院。

【注】钩端螺旋体病，简称"钩体病"，是人畜共患的自然性疫源病，在南方地区多发。卫生条件较差、城市化程度较低与家畜散养普遍的时期，本病较为流行。起病急骤、高热、

全身酸痛、软弱无力、结膜充血、腓肠肌压痛、表浅淋巴结肿大等钩体毒血症状为早期表现。中后期可伴器官出血症状与全身出血倾向，终可累及脏腑，因溶血、出血、心肝肾衰竭等原因而死。本病在 20 世纪 50 年代末至 70 年代中期的温江地区广泛流行，戴尧天先生与李召南先生创制"芦花汤"，疗效显著，被连年应用推广，对地区疫情防治起了积极作用，事迹被载录于《四川省医药卫生志》《温江县志》中。

【文评】初诊砂仁粉极妙，虽谓砂仁、豆蔻皆醒脾温中，但豆蔻性升，砂仁性降，此类脱证，生脉不加黄肉而使砂仁，不从阴分降，而从阳分降，是仍有邪热也。观诸案，先生善后皆在阳分处理，一者是治疗层次特色，二者其时时病多外感，病从阳分即化。今人多阴病，即有外感而多化杂病。

2. 热陷湿郁

王某，男，31 岁，住温江城关东蔬一中处，门诊 30120，住院号 564（中）。

患者于 1962 年 11 月 7 日发病，头痛，全身肌肉疼痛，恶寒发热，胸痞恶心，大便溏泻，日解 2 次左右，腹中隐痛，口干不甚思饮，心烦，微自汗，曾服中、西药各 1 剂无效，次日更加咯血，鼻衄 1 次，于 11 月 9 日上午由本院门诊收入住院。入院后得知，过去有疟疾史，1954 年患热病 40 多天，并伴有咳嗽咯血，与现在症状相类似；6 年前始患胃病，每遇工作过烦，即感头痛，有时夜间出冷汗。

入院当天实验室检查：血红蛋白 82g/L，红细胞 4.37×10^{12}/L，

白细胞 20.8×10^9/L，淋巴细胞比率 17%，单核细胞比率 1%，中性粒细胞比率 75%，体温 39.2℃。腓肠肌压痛。

中医辨治：发热微汗，胸痞恶心，腹痛便溏，小便短赤，灼热疼痛，两眼充血，头晕身痛，咳嗽咯血，渴不善多饮，舌苔黄腻，脉来濡数。此属湿热之邪由气及营之象，法当清利湿热，冀能透热转气，勿使深入。

处理：①青霉素 40 单位，1 日肌注 3 次；②内服中药：1 日 3 次。

银花一两，连翘五钱，郁金三钱，淡豉三钱，山栀仁四钱，薏苡仁五钱，京半夏三钱，生石膏二两，六一散八钱，鲜茅、芦根各二两。

11 月 10 日二诊：体温 37.3℃，头痛、身痛及腓肠肌压痛均显著减轻，仍咯血痰，但血量不如前此之多，胸胁痞满，胃脘头痛，温温欲吐，苔尚黄腻，脉濡数。予苦辛通降法。

黄连一钱，瓜蒌三钱，法半夏三钱，薏苡仁四钱，郁金三钱，藿梗二钱，滑石六钱，厚朴三钱，连翘三钱，淡豉三钱，焦栀三钱，鲜茅根二两。

嘱停止使用青霉素。

11 月 11 日三诊：体温 36.6℃，胸痞胃痛，恶心大见减轻，咯血亦止，续清除余邪，以防死灰复燃。

法半夏三钱，茯苓三钱，广陈皮二钱，连翘五钱，银花一两，厚朴三钱，白豆蔻一钱，滑石六钱，杏仁三钱，藿香梗一钱，郁金三钱，焦栀三钱。

11 月 13 日四诊：上方服 2 剂后，体温 36.3℃，各恙基本消失，但感头晕身软，予王氏清暑益法以善其后。

党参六钱，五味子一钱，麦冬四钱，滑石六钱，郁金三钱，扁豆四钱，怀山药八钱，白豆蔻一钱，京半夏三钱，茯苓四钱，广陈皮二钱，甘草一钱。

上方连服 3 剂，病症全除，于 1962 年 11 月 16 日痊愈出院。

【文评】温病由气入血中还有几周折途路，气在阳分内位，气热病是内位升之过度，津不降则阴虚，阴虚则气更升举无制，如此升而不下，则阳分通路大循环恶阻，阴气沮溃。在此之下，变生有二证：①阳分不受阴分升气媾变，阴阳二分离决，最终阴气阻塞血气之下，外热沸腾血气之上，经七日或二七日，变为阴分死证，四逆证或通脉四逆证，而浮热以终无阴分根气相合变易，漫散渐虚。故温病由此因而变，前医耽误时日，当知扶阳，扶阳后，阴气回而热气自溃，何以故？死证扶阳皆是扶心气，不是扶肾气，若以阴分扶肾气治疗，或死，不死即变阴分病；或当下现症状，当下不现，则成伏根，随虚而发，若再外感者，变缠绵杂症。②阳分受阴分升气媾变，热陷阴分，而成有根之热，此时六位（卫、气、津、营、血、精）渐次受邪，内外循环未阻滞，死于阴竭，死时少有四逆证，终于心气亡，其时不过短暂，终末之期用扶阳必晚。死于阴竭者，凡不至死期，当层层外透，因此热有根也，即温病家所知常法。此案谓湿温，疫病多湿温，蒲辅周老治乙脑亦有照顾中焦处理，机要在何？前举变生二证，大证也。未言杂症，有几因：如其人阴气本亏；如其人前有伏邪；如季节气候过湿，天地浊阴充塞。如脾胃阳气本弱，则感温热，邪气入身，一端直与阴气相变，即从咽窍、肺脏、少阳枢而入，非所谓有卫气营血次第；一端在阳分，以阳分不实，而热虽耗津，但阴浊与阳邪亦一相对邪气，其热发则见高热、口鼻燥干、昏蒙、目瞀、喘息、头痛，其浊变则见诸脾胃症状。在阴分的邪气，入血则见吐血、咯血、斑疹，浊变则见窍闭、赤淋、肠痛。如此要解，此杂症死因有二：阳分邪重，则似我上举例之第一证，死成四逆证，但须重干姜以用；阴分邪重，则死血证。治虽仍按层次外透，但亦须考虑：①化脾胃浊气，使透解通路顺畅；②重用解毒药（重楼、蛇舌草、野菊花等）。观此案治疗，有所体会。

3. 湿温变症

周某，女性，18岁，双流社社员（后永福公社），住院号684，入院时间1960年8月2日。

患者于1960年7月26日开始发病初起头痛，发热，腹部微痛；吐出物为食物残渣，每日数次；均为水样便，最后带少许便沫，但无脓血；微咳，痰无血丝，小便较少，食欲不振。曾服中药数剂无效，故转来住院。

患者已无特殊病势，查体：营养发育中等，神清，急性病容，痛苦表情，结膜无充血，巩膜无黄染，呼吸迫促，右肺呼吸音粗糙，心律齐，心脏无杂音，腹部平坦而软，肝脾未扪及，但有轻度触痛感，双下肢腓肠肌有轻度触痛，体温39℃，血色素9.0g/dL，红细胞$4.8×10^{12}$/L，白细胞$21.5×10^9$/L，淋巴细胞比率17%，中性粒细胞比率83%，血沉10mm/h。

患者于入院后按一级护理，给流质饮食，并照钩体病常规治疗，给青霉素针肌注、维生素 K 等，4 日无效，改用合霉素一日，仍无进展，于 8 月 6 日改用链霉素、青霉素混合治疗；并于 8 月 7 日用 5% 葡萄糖溶液（GS）加生理盐水 1000mL 及维生素 C 2500mg 静脉滴注，因无显著效果，遂于 8 月 8 日邀请用中药治疗。

8 月 8 日初诊：呕吐腹痛，身重懒言，体温始终在 40℃ 左右，脉来濡数，舌苔白腻，湿温内扰，仿吴瑭通宣三焦法。

薏苡仁五钱，白蔻仁一钱，滑石六钱，花木通一钱，玉竹二钱，厚朴三钱，法半夏三钱，茯苓三钱，山栀四钱，生、熟麦芽各二钱，生甘草三钱，鲜藿香一两（后入煎剂）。

嘱停止使用一切西药。

8 月 9 日二诊：大便畅解，腹胀减轻，便中杂出蛔虫颇多，口渴自汗，脉数鼓指，舌苔黄而略燥。此湿轻热盛，宜用辛凉。

嗜卧，高热稽留，脉浮右大于左，此温邪尚留连于肺。

连翘五钱，银花一两，杭菊二钱，薄荷三钱，芥穗三钱，牛蒡子三钱，豆豉三钱，山栀四钱，桔梗二钱，甘草一钱，淡竹叶三钱，鲜芦根二两。

8 月 10 日三诊：服上方 1 剂得微汗，呼吸略匀，能且行在床上翻身，口不甚渴，但胸腹仍微胀满，体温尚持续不退。

杭菊二钱，连翘五钱，毛银花二两，玄参八钱，豆豉三钱，山栀四钱，藿香三钱，郁金二钱，益元散六钱，鲜藿香一两，鲜芦根二两。

8 月 12 日四诊：昨晚体温又升至 40℃，额部微汗，能坐起，多昏睡，反应迟钝，左肺底有细湿鸣音，胸痞腹胀，予苦辛通降法。

葛根四钱，黄连一钱半，瓜蒌三钱，京半夏三钱，薄荷三钱，豆豉三钱，白芍三钱，淡芩三钱，生甘草一钱。

8月13日五诊：呼吸迫促，体温犹持续在39℃，两肺底有少许细湿鸣音，发言艰难，但能回答问题，大便已一天多未解，脉滑数有力。

黄连二钱，京半夏三钱，瓜蒌三钱，川楝肉二钱，乌梅二钱，白芍二钱，枯芩三钱，银柴胡二钱，益元散一钱半（分3次冲服），茯苓三钱，橘红一钱半，郁金二钱，鲜竹茹一团。

8月14日六诊：神志渐渐清楚，听力稍好，能自动翻身，并能回答问题。唯大便未解，体温39℃以上，小便黄赤且少，脉濡数，苔微黄。

厚朴二钱，黄连一钱半，枯芩三钱，焦栀三钱，甘草一钱，乌梅二钱，茵陈四钱，知母三钱，槟榔二钱，苍术三钱，白芍三钱。

8月15日七诊：腹胀拒按，大便三日未解，脉数有力，此阳明胃实证，宜用硝黄。但因从西医伤寒忌泻说，改予增液润肠法。

高丽参一钱半，五味子一钱，麦冬四钱，茯神三钱，玄参八钱，生地六钱，柏仁二钱，香薷四钱，胡麻二钱，生、熟谷麦芽各二钱。

8月16日八诊：昨日服药后解出溏黑色大便少许，心烦躁，脉细数，依仲景法。

黄连三钱，阿胶五钱（蒸化，分3次入药），白芍三钱，银花八钱，地榆二钱，薏苡仁五钱，生地五钱，玄参八钱，枯芩三钱，麦冬四钱，生甘草一钱，鸡子黄一枚（分3次入药）。

8月17日九诊：连得大便2次，色正常，且15日晚服药大解后，迄今体温 38 ～ 39℃，神志日渐清楚，食量较前增加。将原方阿胶改为阿胶珠三钱，黄连减为二钱，去地榆；加炙桑皮三钱，知母三钱，再进 1 剂。

8 月 18 日十诊：除发热外（体温 38.3℃），各恙均减，脉细数，苔微黄。

银花一两，连翘五钱，生地六钱，麦冬四钱，玄参一两，白芍三钱，扁豆三钱，麦芽一钱，六一散六钱，黄连一钱，枯芩三钱。

另服紫雪丹一瓶。

8 月 19 日十一诊：服上方 1 剂后，连泻大便 2 次，量颇多，体温降至 37℃，余恙显著减轻，重在益气养阴、祛除余邪。

正党参八钱，麦冬四钱，五味子一钱，生地六钱，玄参一两，白芍三钱，毛银花一两，连翘五钱，黄连二钱，枯芩三钱。

上方连服 2 剂，体温降至正常，连续观察 2 个星期，一切如常人，嘱其出院后注意饮食调养。以后随访 3 个月无复发。

【文评】此案历十一诊次，记录翔实清晰，诸诊治法思路亦审慎负责，有拆招之美。此症识难，呕泻与发热同现，兼腹痛隐隐与头痛症，又见脉濡数，苔白腻，知此不在阳分外位病。若阳分外位病起，病进，虽呕而不泻，若兼泻者，必热轻，自然此其中一经验规律。虽以脉濡数、白腻苔断湿，而湿甚宽泛，言三焦亦不可名状，既非外位，即须识为阳分内位发还是阴分所发。其所谓于阳分内位郁阻气实（濡数、腻可断），是阴邪阻升气而离位（即所谓郁火），还是浊变使气升不极用而散漫离位？还是二者有兼？戴尧天先生一诊，遵于前者立法，此正湿温之治，而后所谓湿去热盛；二三诊，削热之招，是以一诊所动之气而渐次深入，如三诊才以玄参。在处理上，戴尧天先生一般阴阳分同时开弓的时候，都还是会倒一边立足，像同时开弓进展的过程，也是松弛到紧，发力均匀。就此案来言，粗暴的开弓方法呢，就是以地黄、黄连来把阴分气沉降，一些阳分开气机分化的药则依阴分气势而立。前面言可早下，实在第五诊可以把余浮热向下引而再处理，因为内攻势已微，向下走的话，就能够从阴分外位出；要从阳分外位解，一二诊反而要治阴。至于戴尧天先生持"因从西医伤寒忌泻说，改予增液润肠法"，这是他处理次第所然。

暑风案

黄某，女性，19岁，未婚，温江金马公社九大队（住院）。

1959年10月8日初诊：昨上午发病，头晕身重，全身不适，晚间突然高热呕吐，夜半昏厥不省人事，当地卫生院给服磺胺嘧啶2次。来诊时，烦躁神昏，两手握拳，口噤不开，大声呻吟，额面皮肤灼手，撬牙现舌质红，苔白腻，脉浮濡数，体温39.4℃。据告，未昏厥前患者曾连诉头痛不已。此系暑风重症，亟防其内闭外脱。

豆卷、山栀、毛银花各四钱，连翘、法半夏各三钱，郁金、藿香各二钱，益元散七钱，花木通一钱，鲜芦根二两。

至宝丹一粒，开水溶化后先服。

10月9日二诊：热减（体温38.3℃），神志稍清，昨夜半后曾一度烦躁、谵语、自汗，黎明后始转安静。

豆卷、栀仁、毛银花各四钱，连翘、半夏、茯苓各三钱，化橘红、郁金各二钱，生石膏一两，鲜芦根二两。

至宝丹一粒，服如前。

10月10日三诊：神志完全清楚，能诉口苦，头痛发热，自汗，腹中微痛，知饥能食，但感口淡乏味，体温38℃，舌红，苔黄腻，脉濡数。

豆卷、栀仁、连翘、茯苓各三钱，毛银花四钱，菖蒲、郁金、化橘红各二钱，京半夏三钱，益元散七钱，鲜芦根二两。

10月11日四诊：痛减，头两侧痛，口苦咽干，胸满眩晕，体温37.3℃，舌红苔黄腻，脉弦濡而数。暑犯少阳，治以小柴胡汤加减。

柴胡、法半夏、枯芩、生姜、豆卷、山栀仁各三钱，黄连一钱，藿香二钱，鲜芦根二两。

10月12日五诊：各症基本消失，体温37℃，舌偏红，苔白腻，拟吴氏清络饮搜剔余邪。

豆卷、山栀、扁豆各三钱，藿香、郁金、橘络各二钱，花木通、菖蒲各一钱半，荷叶、滑石各四钱，鲜芦根二两。

【原按】暑风一证多发于长夏、初秋，而本病则发于深秋，实与气候反常、炎热太过有关。初诊症见高热神昏、口噤握拳、烦躁不宁，为暑湿邪盛，痰热阻窍，防其内闭外脱，故一面予清透暑热、清化祛痰之剂，一面给服至宝丹，加强清化开窍的力量。复诊仍步原意，掺入生石膏清热除烦，前人谓暑多发自阳明，用石膏者，其义本于此。三诊时神志转清，病势趋于好转，于是去至宝丹，改予清暑化湿、蠲痰开窍法，药虽平淡，实为对症之治。四诊时，呈现口苦咽干，头侧疼痛，胸闷眩晕，脉兼弦象，涩为暑湿之邪有扰道少阳而解之象，投以小柴胡汤加小陷胸汤加味。小柴胡汤的目的在于因势利导而使邪从少阳而解，小陷胸汤的目的在于通过其辛开苦降的作用使邪从中消。末诊病情向安，自然以搜剔余邪，防其复发为要。吴氏清络饮正是为此类证候而设。值得注意的是，本病一直呈现胸中烦热之症，故于治疗中始终仿栀子豉汤意而用豆卷、山栀以清宣上焦郁热，防其邪热内陷。

【文评】暑风，病在邪陷，多因炎热天气，患家素来气弱，气散于外，更触浊阴，则气回收藏时，浊陷于内，阴分精气之升降与阳分格拒。实则是气逆变证，阴分逆，则升气不用，内结满闷，便溏时时欲解，阳分外散之气不降，则气冲中腑，呕吐嘈杂，二者兼之，则阳分外位不受精气所养，手足抽搐，脑窍蒙昧；逆气上攻，则神昏谵语。积热甚，又有热证变生。病轻者，当梳理脾胃，化浊益湿，兼散外郁，如加减正气散、香薷、羌防类。病重则由阴分发，此当由里向外逐层透解，此案即透转法。二诊用石膏，是阴分外透逆气，患家本有热象，即易于阳明热化，成实证，石膏将此气清透，故三诊时，神智恢复，邪气分化至阳分阴位，变清利法而治之；再后，从津气而疏理。此拆解层次，由深而浅，由浅而深。

湿温案

黄某，女，22岁，农民，已婚，双流黄水公社一管区第九生产队。

1962 年 5 月 25 日初诊：患者于 1960 年因久咳不已而做胸透，诊为肺结核，但无严重不适。6 天前出现发热咳嗽、口渴、头晕、脘闷噫气、腹痛便溏、身重肢倦、咳嗽多痰等症。来诊时，上症仍在，唇燥，舌质深红，苔白而燥，脉象濡数。久罹肺损，潜耗气阴，复染湿温，湿热并重。热因湿聚，清热首重化湿，湿去热孤，是即叶氏"渗湿于热下"之肯，援宗此意，立方用：

生薏苡仁六钱，杏仁三钱，白豆蔻一钱，郁金二钱，京半夏三钱，广陈皮二钱，花粉三钱，滑石六钱，连翘五钱，毛银花一两，淡竹叶三钱，鲜藿香一两（后下），鲜竹茹三钱。

5 月 26 日二诊：噫气、腹痛虽减，而壮热不退，耳闭失聪，时见谵语，舌质红绛，苔白而燥，脉细滑而数。湿轻热炽，灼液归痰，痰热交结，大有窜犯心包，由气及营之势，病情较前尤重。亟以清心化痰，务使温邪透营转气为要，方用清营汤加味。

玄参、生地各八钱，麦冬四钱，犀角（现用水牛角代）二钱（先熬），丹皮三钱，连翘五钱，毛银花一两，鲜竹心二十枚，枇杷叶二片（去毛），紫雪丹二钱（分 2 次入药，调匀和服）。

5 月 28 日三诊：各症大减，神志清楚，听力渐复，胃纳见开，但感咽干烦躁，舌深红无苔，脉仍细滑而数。水亏火旺，热痰未尽。法当滋水济火、清热化痰，否则仍有热扰心营之患。

处方：生地、玄参、生牡蛎各八钱，川贝、杏仁各三钱，黄连、桔梗各二钱，麦冬、生姜各四钱，连翘五钱，毛银花一两。

5 月 29 日四诊：听力恢复，精神转佳，其余症状亦次第得减，唯大便四日未下，时腹胀痛，小便短赤，舌红苔黄而燥，脉沉细滑数。此湿温之邪有扰阳明之象，正宜因势利导。但体虚病久，不耐峻剂，乃予吴氏增液通腑法，立方如下：

玄参一两，生地、麦冬各八钱，黄连三钱，白芍四钱，川贝母三钱（冲），连翘五钱，毛银花一两，杏仁三钱，阿胶四钱（烊化），白蜜二两（每服加一匙入药），鸡子黄二枚（搅匀，分3次入药）。

上方服后连解燥粪2次，脘腹顿畅，食量增而诸症痊愈。

【文评】此案虽症属湿温，但见唇燥、舌质深红、苔白而燥，知内气实而阴气伤。若内气弱而津阻之燥，必不见深红舌质、苔少燥。故戴尧天先生一诊用药虽法度严密，但宣动阳分内气（半夏、陈皮、藿香）；虽谓利湿分化，有叶氏之训，但不免阳实之气转而内攻。二诊时，方才转消内攻之势。此不为医之过，明清温病诸医多细厘层次，观变而了然。诸家之案，尤其对时病的处理，小踬而旋应。但若今医处理，至二诊转剧时，患家已失信任，或转投他医，或交于急诊，后之治未善者，过则咎于初诊。故此案，一诊即须顾及阴分，投以活血、利阴、解毒之品相佐治，即有杂变遗患，再依其所在而解，与戴尧天先生之法亦通。温病家谓若一诊以活血、利阴、解毒，是否妨碍湿化，明晰药之层次，则药无所妨，层次不清，对证亦失。

暑湿案

杨某，男，40岁，柳江公社中学，1975年7月20日诊。

约10天前发病，症见头晕身倦，短气神疲，心烦自汗，脘闷胃呆，时或尿黄，肠鸣便溏，连续于当地公社医院服中药治疗,效果不显,舌苔渐次转黑。患者颇感恐惧,医者亦谓病重之象。当时正值戴尧天先生任教于柳江,邀请会诊。其中有人认为系湿痰困重;有人认为系肾色外露。于是或治其湿痰;或治其肾,而病终不减。继戴尧天先生察其舌质尖边深红,苔黑黄而腻,脉濡细而数,断为暑湿交蒸、气津两伤之证。方用王孟英清暑益气汤加减。

正党参七钱,麦冬四钱,黄连二钱,藿香二钱,净薏苡仁五钱,厚朴三钱,扁豆花一两,益元散七钱,荷叶四钱,苏叶三钱。

上方服1剂而各症大减;再剂,苔净而愈。

【原按】苔黑而燥,舌质红绛,为肾阴大亏、火极似水之象。苔黑而腻,舌质淡红,为寒湿痰饮、脾阳不振之象。此证苔黑而黄腻,舌质边舌深红,既不同于阴伤之纯黑而燥,亦有异于痰湿。纯黑而腻,据老师生平观察所得,此种舌象大多从黄腻进一步转化形成。黄腻之苔为湿热互结之象,如兼黑色则为湿热亢盛,然热盛必然耗损阴液,故其舌质现深红。结合本病其亢症状,联系暑性为火,而季处长夏,每多夹湿,以及暑邪耗伤气津等特点,诊为暑湿困重、气津两伤基本吻合本病病理机制,故于治疗中获一剂知,二剂愈,速效。

【文评】口窍通外气,常得津液以润;舌窍通内气,常得精血以滋。古医说苔主胃气,此为温热病中征兆。津之升降,竭盈而名。所谓苔主胃气论,不过清末此说才盛。胃气何也?纳水谷之气。纳水谷之气征兆何也?阳分升降枢气,此气升而化用,通心肺气,外发肌肉,降而化精,为津液气内降阴分,盛壮通调,知阴分根气有力,亦知阳分诸脏位功能未疲。故说滞气,专为病位言，说真虚，见阴阳分枢气如常否。苔之于诊断，其特殊性不过在于断病位层次（因附舌窍通内气）、断滞顺（见阳分升气所运津液清浊，清则顺，浊则滞，寒热在滞顺之中），故有诸病；或深至阴分，苔之色泽、状态如常，以其未变或影响阳分；或伤于具体病位，病静而不躁，亦未变于阳分，故苔未必变。还有，外邪初起，苔不应变，若变当知在内，向其征兆中寻。此案本不应见"黑苔"，记录"连续于当地公社医院服中药治疗，效果不显，舌苔渐次转黑"，多药之过，从此而考虑，前医或用寒凉，抑阻中气升达，以致内邪不罢，失宣达之径，浊积痞塞，阳分内位之津受热，欲宣欲降而不得；中位之气疲阻，欲升而不得。此二不得，当分化津气，各归其径。

暑温案 3 则

1. 气阴两伤

侯某，女，46 岁，农民，温江通平公社。

1974 年 7 月 16 日初诊：病经二十余日。初起恶寒发热，头痛身痛；以后转为但热不寒，心腹烦热，头晕身重，脘闷纳少，口干不甚思饮，腹胀肠鸣，大便初干后溏、杂有泡沫，小便短黄灼热，自汗。最初于当地医院服中药治疗，连服 3 剂未效，乃转入温江地区医院治疗，诊为"重感冒"，除注射青霉素、链霉素外，并配合西药对症治疗，十余日来收效仍然不大。转来我处服中药治疗，察舌体胖大，边绛而中心光亮如猪腰色，脉虚细而数，尺部且见微弱，颧红形瘦，神气大亏。因思本病起于夏至之后，症见高热、自汗、心烦，明系暑湿，亟于肾而病重。脘痞、腹胀、肠鸣等症，无外乎夹湿之象，治法不外清暑化湿、益气生津。但病程历时较长，气阴之伤已甚，故形消神乏、舌中光彩如猪腰。方书以舌如猪腰者，其病多危。庆幸猪腰色仅见于舌中而未及全舌，脉虽细微未至绝。此种皆虚中夹实，气阴大伤。苟能大力益气养阴以扶正，或可生其转机。

援用：正党参、炙黄芪、怀山药、生地、益元散、龟甲各一两，白芍八钱，麦冬、石斛、荷叶各四钱，北五味子二钱，生牡蛎一两。

嘱连服 2 ～ 4 剂。

7 月 23 日二诊：各症均见明显减退，饮食渐增，形神好转。现尚有心悸、短气、烦热溲赤、时或自汗等症，猪腰之舌颇有红润之象，尺脉已起，但仍虚细而数。此暑热未除，气阴未复之故。除继续益气养阴外，更当加强祛暑清湿。

改方用：正党参一两，生地八钱，麦冬四钱，五味子二钱，龟甲一两，生牡蛎一两，黄连三钱，益元散八钱，鸡子黄二枚（搅匀，分 3 次入药和服）。

后继追踪，据告上方连服 4 剂后，即渐告康复。

【文评】观此案时，从症状而言，提示太阳入阳明变。但见舌、脉信息，或由前西药之治，伐其升气，使阴分伤。戴尧天先生二诊，将阳分升气健运后，去黄芪而用黄连，可伐余邪；用鸡子黄，实阴分，以除烦热，壮阴气。

2. 暑温夹湿，气虚津伤

舒某，男，12岁，温江通平公社，于1974年7月9日初诊。

十余日前出现高热，自汗，烦渴欲饮，咳嗽，便溏，每日泄泻二三次。其父系大队赤脚医生，自用青霉素、链霉素、氯霉素、庆大霉素等注射治疗，未获效果。复经温江地医院进行血液检查，据称亦无异常发现。患者形体消瘦，面白神疲，仍见烦热自汗，口渴，咳嗽，便溏泄泻，小便深黄，舌尖深红如砂，苔腻而黄，脉来滑数。此暑温夹湿、气虚津伤之证。处以清暑化湿、益气生津法。

党参五钱，生石膏一两，黄连二钱，藿香二钱，苍术二钱，石斛三钱，益元散五钱，淡竹叶二钱，毛银花四钱，白扁豆花四钱。

7月16日二诊：药后热退汗少，食增神朗，大便正常，但尚见口渴、尿黄，时或痰中少量带血。舌边尖深红，苔黄燥而裂，脉仍滑数。暑邪尤盛，热伤脉络，气津之伤一时难复。改方以清凉涤暑、益气生津之法。

北沙参四钱，麦冬四钱，五味子一钱，枯芩三钱，生石膏八钱，连翘三钱，石斛三钱，益元散六钱，鲜茅、芦根各一两。

服完2剂，其疾获愈。嘱原方加生扁豆三钱，再服2剂，以资巩固。随访后，无复发。

【文评】戴尧天先生治暑病，将阳明法、清络法妙用于外透层次中。中焦药物灵动无滞，津液和法，升降分明，阴分调法，有理有节，阳明—中焦、津液—气络、阴分—气枢，这三对生理位药物运用，各个分明，相益圆通。阳明—中焦：虽多言调湿，实将阳分升气通道梳理，此既透阴邪，又为降津液创造条件；津液—气络：气络（清轻通络）不从阳明、中焦气透，而从津液透，此温病学之病机发微精妙处，自津降而实阴，气络津液透法，即温邪升解法；阴分—气枢：降津液后，依津液和而实阴气，依阴气实而升精气于枢位，自和阳分，此善后防变之要。

3. 暑湿重症（乙型脑炎）

潘某，男性，3岁，金花公社三大队中队。门诊号3280（由门诊西医转来治疗）。

1962年8月3日初诊：五日前发热，呕吐；后吐止，但高热，且见神昏嗜睡，口噤脚冷，睡中时抽搐，无汗、溺而便溏，饮食不进，舌质红，苔黄厚腻，脉来濡数。曾注射青霉素，并服中药数剂，阅前服中药方，每剂均有大黄，服完毫不见效，体温38.7℃。此暑湿重证，最易化燥生风，改苦寒泄热、淡渗利湿并佐以清化心包痰热。

羚羊角三分，钩藤三钱，石菖蒲二钱，薏苡仁四钱，郁金二钱，冬瓜仁四钱，连翘三钱，焦栀三钱，厚朴二钱，滑石四钱，鲜藿香一两，鲜芦根一两（煎汤代水）。

另服安宫牛黄丸一粒。

8月4日二诊：神志稍清，能吃稀粥，二足转温，其余各症亦显著减轻，唯脉尚濡数，舌苔尚见黄腻，体温38.2℃。宜清宣暑湿。

黄连一钱，郁金二钱，枯芩二钱，杭菊二钱，薏苡仁四钱，厚朴二钱，青蒿二钱，连翘三钱，京半夏一钱半，石菖蒲二钱，鲜藿香八钱，鲜芦根二两。

8月5日三诊：神志已清，能自行进食，现仅感困倦思睡，舌中尚有黄腻苔，脉亦尚显濡数之象，体温37.7℃。治以宣通三焦为法，选吴氏三仁汤加减。

杭菊二钱，薏苡仁四钱，白豆蔻八分，厚朴二钱，京半夏二钱，杏仁二钱，淡竹叶二钱，郁金二钱，石菖蒲二钱，鲜藿香一两，鲜芦根二两，滑石四钱，连翘三钱。

8月6日四诊：体温降至36.6℃，全恙尽解。但觉口干，尿时黄，脉细数。此仍气津未复，然则以王氏清暑益气汤善后，调理数剂而愈。

【文评】戴尧天先生治暑层次里，一诊虽见苔黄厚腻、舌红，而未用黄连、大黄这类清热药物。一诊虽泄热药物较多，多味淡清津，是不欲伐气，将内攻之热以津运分化，再以安宫而透内郁邪气，透至阳分时；在二诊中，才使用黄连、黄芩和半夏的苦辛泻浊法；三诊时，中热已泄，余热即又以运气而托津来透，最后以清暑益气汤，把握气津，和合而安，似此类层次，前诸案皆有痕迹，可供学习思考。

喘促下痢案（双肺支气管肺炎）

桂某，男，5个月，浙江籍，宗后路城关骨角社。（住院）1963年8月1日入院，住院号12（中），门诊号16804。

患者于两月前患"肠炎"，发热，便难，持续四昼夜，在当地就医，服抗生素、维生素、液体石蜡、蓖麻油，并注射青霉素针。以后热退，大便通畅，但大便转为每天2次，常下黏液。治疗月余，停用前药后，大便又转硬结，再次服液体石蜡，大便又复通畅。7月13日，患者开始咳嗽，至14日夜间出现烦躁啼哭，呼吸迫促，神志昏迷，在崇庆地区医院住院，继采用金霉素，1％葡萄糖注射液50mL静脉输注及输血等治疗。一天后，患者神志转清，以后改用金霉素、四环素口服，肌注青霉素。患者仍发热，咳嗽，喘促，下痢泡沫，其发热时间多在夜间，至早晨8点左右即退，体温常波动在37.8～39.7℃。共在该院住院治疗12天。7月31日转来温江地区医院门诊，胸透报告：右肺□□□阴影面积占70％，肺叶边缘显气肿现象。意见为：双肺支气管肺炎型肺炎，目前已大面积实变，肺炎性质暂不能肯定，但结核可能性大。8月1日夜间收入我院中医住院部，住院后暂服门诊药。

8月2日初诊：发热，咳嗽，喘促，下利杂涎沫，日七八次，烦哭不安，唇舌红燥，指纹青紫透过气关，小便短赤，体温38℃（上午8时）。此系暑犯阳明，协热下痢，葛根芩连汤加味。

粉葛二钱，黄芩二钱，黄连一钱，怀山药四钱，石斛一钱，麦冬三钱，白芍二钱，益元散三钱，鲜西瓜皮二两。

8月3日二诊：今日黎明时出汗1次，全身尽湿，发热减退（体温37℃），1小时共下利6次，仍烦躁啼哭，舌红无苔，唇干红，指纹紫色及于气关。暑邪深伏于少阴，徒治阳明无益，改予黄连阿胶鸡子黄汤加味。

黄连一钱，枯芩二钱，生地四钱，白芍二钱，阿胶珠二钱（蒸化，分3次入药），甘草一钱，鲜藿香五钱，鸡子黄每服药加半枚（搅匀和服）。

8月4日三诊：喘促、下利、发热等症已除，仅有轻微咳嗽，能安静入睡，食欲增加，唇舌微红，指降至风关，仍见紫色。拟肃肺滋肾，金水同治法。

连翘二钱，杏仁二钱，浙贝母二钱，枯芩二钱，冬瓜仁四钱，关前胡一钱半，白芍二钱，生地四钱，甘草一钱，麦冬三钱，冬桑叶四钱。

【原按】本病发热、喘促、下利将近两月，先后使用过多种抗生素，始终未能控制，而胸透等检查亦确定其肺炎性质。继改用中药治疗后，短期内即获明显效果。二诊后一直病情稳定，神色日趋好转，其中8月12日曾感冒1次，服杏苏散及麻杏石甘汤数剂即愈。至8月18日出院，共住院18天，全部服中药治疗。本病初诊，认定病原为暑，暑迫肠道，上则为喘咳，下则利下黏涎，与《伤寒论》阳明协热下利的病机相同。药后虽发热下利有所减轻，但究未抓住虚犯下利这一少阴病特点，次诊改用黄连阿胶鸡子黄汤，一服即收到立竿见影之效。辨证之难，从本病治疗中确可得到一些经验教训。

【文评】其人始"发热、便难"治后，热除微利，停药后便续转硬，热反内攻。外感病，今医多循表里深入次第，此大而不差，但外感病之病邪，虽从表之外位始，病机有诸变化层次，故唯以实为依，有时可依症不依证。何以故？症为病之外现，证是第二义。是故，应知便难，有二因，气不升，津不降，言肺与大肠升降不利，已含此二因，肺气郁闷，阳分中外位气升而不化位为用（即胸肺气不布散热量至于所用），则津少！此不升故不降之理，当升其气，知还在阳分。津不降，如肺胃中津伤而干，便坚而难，虽见津少，实为气有所失位，当折其

气，非真津少！便难见发热者，如气不升所致，必有中外位症
状，如胃满、胸闷、饮食不利、呕吐、头痛等；津不降者，必
有干渴、烦躁、汗出等。但述症皆未见，而只便通热降，旋即
又复，当知阴分亦病，此浊邪发热，应实阴分。

少阴热化下利，虽多以阴虚治法处理，但实热化为病，根在
阴气不纯，热化之症，又是从阴分升气，以不能精养阳分故，变
邪而拒纳为用，所以处理阴分热化病，若清阳分，津气下降，阴
气复纯，可自愈。下利诸因中，无外乎两点：气在阳分，不受；
气在阴分，不出。虽此症下利还兼其他病机，非教案式少阴热
化下利，但亦可看出少阴热化致利病机。一诊，名清暑，实降
津，分化阳分不纳与津相搏之热；二诊汤剂则是纯化精气，与
黄连配而燥杀阴浊，黄连在阳分降实火，在阴分杀阴浊（医人
谓燥湿，即位在阴分，黄连在阳分反助阴生湿），阴气充盈，则
上济阳分时，阳分用气，能实诸脏腑位，可再纳受化收外气，于
肺是，脾胃也是，阴气涸竭，阳分受气不纯，则纳受之用以浊扰
故，不安其位，于肺是，脾胃也是。二诊方中，藿香所用，知
燥不在阳明，反气疲惫在阳明。

乳蛾案

胡某，女性，32岁，农民，已婚，温江永胜公社第六大队。

1959 年 8 月 28 日初诊：喉痛 10 天，两侧扁桃体红肿，
咽中时有物梗阻，食入即呛，胸中烦热，脘闷便溏，头晕身
倦，小便色黄，舌红，苔白腻，脉濡数。湿热蒸腾，治在中
上二焦。

豆卷三钱，山栀仁三钱，桔梗二钱，连翘三钱，银花四钱，净薏苡仁三钱，益元散六钱，苏叶三钱，扁豆花三钱，丝瓜络四钱。

8月30日二诊：喉痛大减，扁桃体红肿接近消失，仅感胸脘不适，倦怠，大便溏而不实，时感肠鸣。热去湿存，主治在中。

扁豆三钱，郁金二钱，广皮（新会陈皮）一钱，滑石六钱，桔梗二钱，连翘三钱，银花四钱，甘草一钱，生、熟谷芽各一钱，鲜藿香一两（后下）。

【原按】本病以湿热见证为其主要病机，喉痛及胸中烦热为热郁上焦之象，脘闷、便溏、小便黄为湿困中焦之象。初诊热重于湿，上焦见证重于中焦，故治疗重点偏在上焦，用栀子豉汤化裁意在清热除烦以缓其急。复诊湿重于热，中焦见证重于上焦，乃改予淡渗芳化以畅其中。本病主症为喉痛，故始终使用甘桔银翘清热解毒以开其痹，以此标本兼顾，清化得宜，仅前后两诊即收到满意效果。

【文评】喉为阳窍，咽为阴窍，似乳蛾疼痛，仍多归咽痛。发作疼痛梗阻，因咽为精养之上窍：一者，精亏不养，浊热壅出，多从滋肾阴、化热毒以治；二者，气郁于表，热下阴分，多从开肺、宣热考虑；三者，阴经客寒，精凝不纯，浊阴上蚀阴分外窍。见梗阻：一者血滞；二者气郁；三者痰凝。血滞在阴分，气郁在阳分，痰凝则病机须具体考量。此案见食入即呛，是中焦气郁深重，以上润之津少，热气浮上，但无他变，当先利导气机，引热从水道而出。

肺痈案（风温邪犯太阴阳明）

李某，男性，24 岁，农民，未婚，温江金马公社七大队。

1958 年 3 月 14 日初诊：两日前开始头痛身痛，恶寒发热。服香苏散加减 1 剂后，出现壮热烦躁，大渴引饮，汗出，谵语，鼻血，咳嗽咯痰不爽，小便短赤，舌红，苔干白，脉浮数有力。风温邪犯太阴阳明，治以白虎汤加减。

生石膏二两，知母五钱，毛银花五钱，净连翘五钱，杏仁三钱，浙贝三钱，淡竹叶三钱，焦栀三钱，玄参八钱，枯芩三钱，甘草二钱，鲜芦根二两。

3 月 15 日二诊：热势减，神志较清，右胸刺痛，咳则更剧，痰黄稠带血，有腥臭味，口渴思饮，腹中烦热，舌苔黄燥，脉滑数。热毒伤肺，证属肺痈，拟《千金》苇茎汤加味。

桃仁三钱，薏苡仁五钱，冬瓜仁八钱，生石膏一两五钱，知母四钱，连翘三钱，毛银花四钱，淡竹叶二钱，枯芩三钱，甘草二钱，鲜茅、芦根各二两。

3 月 17 日三诊：痰中血净，黄稠带腥，口渴心烦，寐则谵语，大便溏泻，小便短赤，舌深红，苔黄燥偏在两侧，脉滑数。热盛津伤，即据前方化裁。

便溏，溺赤，舌质深红，两侧苔黄燥。痰热未尽，气津受损，原方已效，再进一步：

薏苡仁五钱，冬瓜仁八钱，连翘八钱，银花四钱，花粉三钱，浙贝三钱，知母三钱，麦冬四钱，桔梗三钱，生甘草二钱，玄参五钱，鲜芦根二两。

3月19日四诊：胸痛已除，各恙大减，痰转稀薄，仅偶尔掺杂有少许血丝，右胸似感有物梗阻，面色苍白，心悸易倦，舌红，苔转白燥，脉细滑而数。拟清热解毒，益气养阴。

沙参四钱，玉竹三钱，麦冬四钱，玄参五钱，瓜蒌四钱，连翘三钱，银花四钱，桔梗三钱，生甘草二钱，生地五钱，鲜茅根二两。

【原按】本例肺痈，来势猛烈，属风温证。发病所以如此重笃，与初起误投香苏散辛散助热有关。热的典型证候，故从太阴阳明论治。复诊热虽减，而肺痈□证尽现。细析此证肺痈的形成，固系温热犯于手太阴所致，但与阳明郁热，熏蒸炎上亦有着极为密切的关系。若单纯治疗肺而忽略清解阳明之热，便难收到事半功倍的效果。于是在应用《千金》苇茎汤合银翘黄芩清热蠲痰、排脓解毒的同时，仍参入白虎汤为釜底抽薪之治。三诊阳明邪热基本告清，痰血已净，大便溏泻是肺胃热毒得以下利的佳象，但此时却未见舌中干红无苔。末诊胸痛止，但感阻塞，可知病灶尚未痊愈，此时除有余热未尽的见症外，还突出地表现出肺胃气阴两伤证候，乃改予沙参麦冬饮加减，患者连服此法4剂告愈。

【文评】见头痛身痛、恶寒发热之表卫证，温散不效，反转属阳明，此风温无疑。但风温见表郁，其病机在热从阴分发，或有外寒，或无外寒，有外寒者，转属阳明，仍可见表郁诸症，但应知热从阴分发，即脏先受邪，继而津降不及，反升气通道离位而郁闷，故而在阳分外位，仍可见气郁，仍见诸症似风寒外感，此轻证自当用所谓银翘、桑菊轻宣其络，但稍重即可以解毒清热，而调脏津不利。故以温散而转属阳明证，应当与太阳传变阳明、内变阳明在治法上稍微区别，温热致气热者，是阳明气不通外位本郁闷不发而用之，反动其气，气热弥漫，尽离其经。而原本阴分受邪，则因阳明不清解，而内攻更实，不须于后症状才知肺体受热。

水痘案

刘某，男，1岁，双流地燎耳公社第十大队。

1958年3月11日初诊：半个月前发水痘，以为系儿童寻常疾患，可不药自愈，未予治疗。殊迁延半月，水痘仍不能自愈，始仓皇求治。症见微热自汗，清涕鼻塞，咳嗽而喘，时时泛呕，水痘浆液清洁，起胀艰难，小便清长，大便微溏，面色苍白，精神倦怠，舌质淡嫩，苔白滑，指纹淡。风邪束表，卫阳不足，水痘之毒难于透达。拟祛风解毒、温阳固表，治以桂枝加厚朴杏子汤加味。

桂枝八分，白芍八分，杏仁五分，厚朴五分，制附片五分，当归八分，紫花地丁一钱，炙甘草六分，大枣一枚，生姜二钱。

3月14日二诊：水痘已免，各恙亦解，食量倍增，神态活泼。宜充养气血，续清余毒。

党参一钱五分，白术一钱，茯苓一钱，炙黄芪一钱五分，当归八分，生、熟麦芽各二分，紫花地丁一钱，紫草一钱，炙甘草六分，大枣一枚，生姜二钱。

【原按】水痘本为儿科常见病之一，一般情况下只要调护得当，确可不药而愈。但因儿水痘迁延半月，且兼见一派太阳中风及喘咳之证，苟不借助于药力，何能自愈？初诊除用桂枝加厚朴杏子汤解肌喘外，更加制附片以温阳固表，并参入当归、紫花地丁以和血解毒。复诊乃以补气养血、清除余毒为治，扶正祛邪以为善后。治水痘大都可用凉透解毒法，而本病则宗陈文中意而用辛温解毒法，是知药随证转，不应固执成法。

【文评】水痘之毒，多呈伏邪性质，非纯粹由阳分渐次感病，虽见卫阳虚弱，但亦须兼顾动力以托散。若纯以桂枝加厚朴杏子汤原方，恐虽清涕、精神倦怠、咳嗽而喘等症状缓和，伏毒于阳分化热，而见痘疮生变，故戴尧天先生用方中以附片深入阴分搜剔托升，当归顺脉气而养阳血，地丁除积留热毒。二诊，用黄芪、当归，知阴分邪出，于阳分再行托解法，辅紫花地丁、紫草以防毒热复燃。

杂病案

偏头痛案

刘某，男，50 岁，农民，双流县擦耳乡。

1957 年 4 月 12 日初诊：早年以贩卖麻绳为业，经常贪早赶集，饱受风霜雨露之苦，渐患左偏头痛。20 多年来，多医广药，终未获效。无论寒暑均需厚帕裹头，否则疼痛难忍。每当痛剧时，用热手在痛处搓揉片刻，其痛可寻暂缓。饮食、大小便如常。舌淡紫，苔白滑，舌下青筋显露，脉弦涩。治以四物二陈汤加减。

京半夏三钱，广陈皮二钱，茯苓三钱，当归尾三钱，川芎二钱，赤芍三钱，丝瓜络四钱，柴胡一钱。

药后痛减大半，再剂更减，并可去头帕，连服 4 剂告愈。

【原按】本例偏头痛长达 20 余年，究其致病原因，主要在于湿从外受，聚而酿痰，阻于少阳，气血不畅，久则成瘀。所见脉、舌征象，均与病机相符。四物二陈汤去地黄之滋腻，改阴柔之白芍为赤芍，当归改用其尾，藉以增强其活血化瘀之力。用二陈汤燥其湿而蠲其痰，然后辅以柴胡、丝瓜络引诸药达于少阳，直捣病所，长期痼疾遂应手取效。

【文评】曾与戴尧天先生之子，业师代守忠讨论今彼用药剂量差别。师谓彼时药佳，凡 3g、6g 可奏效；今时不然，须剂量倍甚。先生用药，法度谨严，清灵俊逸，承明清之度，彰时医之风。曾治一类似病例，以麻桂开宣，通络搜剔，活血降阴，亦获效非常。此虽痼疾，但病在伏邪，故病去者似抽丝之感，不至反复调养将息。方中赤芍活血而降阴气，实阴分以通血气；川芎、当归尾拔气出阴分，媾气于阳分升气；半夏、茯苓、广陈皮通宣阳分中位，去阴浊而降逆结；丝瓜络甚妙，清轻通络；柴胡助阳分升气，与川芎、当归尾相合，透邪而外出，所谓伏处逆结，豁然而解。见涩脉，谓瘀血证者，涩细在阴，逆火在阴，涩紧在阴；伏寒在阳，涩弦在阴，伏邪在阳。此血分伏邪不得透解，亦无径深入，伴血气出入，时欲透不得，致上壅阳分升气，里外交通不利，当有深浅。于此处较浅者，阳旺（如午后）则痛发，并欲静；较深者，阴旺（如日暮）则痛发，并烦躁；不深不浅者，以阳升为快，半夜发作，痛时欲裹其首，以阳升则升气壅塞，裹首紧缚则使皮表升气不共逆，得暂时小安。此患欲厚帕，知阳分有阴浊伴升气而上，故有用半夏、广陈皮、茯苓之理。

不寐案 3 则

1. 少阴热化

　　霍某，男，1 岁，柳江八大 1 队。

　　1975 年 10 月 24 日初诊：病已一月有余，夜间烦躁，口干不欲饮，眠差，小便清长，舌红，苔白腻，周围边界清晰，指纹青犹至命关。

　　分析：病起长夏，湿浊中阻，津不上承而渴不多饮，三焦气化不及，关门不固而致小便清长。久病之伤，先伤肾阴，亦伤肾阳，夜间烦躁当是水火不济、心肾难交。湿郁于中，胃气亦因之不和，故烦而少眠。此正已大虚，伏邪一时难清，治颇碍手，先以交泰丸加味1剂，以待转机。

姜制黄连三分，肉桂五钱，怀山药一两，白芍二钱，阿胶一钱半（烊化，分3次入药），炒扁豆三钱，藿香五分，白蔻仁五分，生谷芽五分，苏梗五分。

二诊：上方服后，一剂知，二剂验。但时令又为燥金主气司天，气阴熏交煎熬。症见咳而有痰，肌瘦面干，口咽红燥，大便艰涩，舌质深红无苔，指纹沉紧而细，见于气关。久病阴亏虽复，但未全复，又添复感秋金燥邪，沙参麦冬饮合五汁饮化裁。

红沙参二钱，麦冬二钱，阿胶一钱半（烊化），胡麻仁一钱半，生香薷一钱半，玄参二钱，甜杏一钱，浙贝母一钱，瓜蒌一钱半，梨汁、蔗汁各适量。

三诊：上方连服2剂，燥邪虽平，但阴津未复，虚热内生。继以养阴生津，清除余热。

生地二钱，玄参三钱，麦冬二钱，生牡蛎五钱，柏子仁一钱，瓜蒌皮二钱，阿胶一钱，黄连五分，枯芩一钱，鸡子黄一钱（分次和服）。

此方连服3剂，邪去阴复，随访无复发。

【文评】患儿伏热阴分，而阴分气疲，升之不足，阳分内位阻塞，纯养阴，则阴气不下，徒塞中焦，养阳过重，则阳升而上阻滞少阳，变生津亏，亦煽伏火。故而戴尧天先生谓"治颇碍手"，而以交泰丸合黄连阿胶为方架，辅助运中气处理。黄连、肉桂并不相掣，阿胶制肉桂，姜制黄连，白芍、山药制藿香、豆蔻，余药灵活升动，妙不可言。我所以言药对相制者，是此方架中，任一药不受制约，则在病机层面，必有引邪流弊，未能全功。

2. 少阳不和

李某，女，37岁，柳江十三大队。1978年12月12日初诊。

发病40余天，寒热口苦，咽干，心烦喜呕，胸胁疼痛，夜间难寐，时或耳鸣，头晕，左上肢疼痛，难于抬拳，小便时黄，肠鸣，喉间痰阻不利，便溏，舌边尖红，苔白腻而黏，脉弦细结代，右寸兼见沉滑。

外风夹湿，少阳受邪，血虚之体，既已扰及心神，亦易使筋脉失荣。拟和解少阳、旋转枢机，佐以养血安神，以柴胡龙牡汤加减。

柴胡二钱，枯芩四钱，法半夏三钱，炙远志一钱半，丹参三钱，砂茯神四钱，秦艽三钱，生龙、牡各八钱，白蒺藜四钱，嫩桑枝一两。

本案经过这次追访时告，上方共服3剂而诸症全除。

【文评】此案，少阳证悉具，柴胡底方即出。又见不寐，知热乘虚而入深位，随血分而扰神明，何以断此？少阳证有不寐者，必有几途径扰动心神，一者从阳明位热其气，浮气不降，阳分气热，升而无制，心不降气归津，壅塞于上，此不寐也。二者少阳之津亏，浮热本浮于津，不从阳明化热，以其人阴分有内伤，浮热随津亏阴虚，下陷血分，使血滞而精不养，渐心神慌乱，不寐烦躁。其他少阳证不寐的因素，虽有非此二者，多为兼证、变证，去本证已远，可随而治之。戴尧天先生用桑枝甚佳，桑枝通经络、益津气、缓筋急，一来舒解臂痛，二来凉津血、透下陷之热。

3. 湿热内郁

张某，男，区税务局。

1976年5月18日初诊：阴虚阳亢，湿痰凝聚，延因风邪外袭，郁而化热，湿热相合，内烦不寐。舌红苔白腻，脉浮濡滑数。拟凉透清化法。

处方：白蒺藜三钱，秦艽三钱，淡豉四钱，山栀四钱，连翘三钱，杏仁三钱，半夏三钱，薏苡仁五钱，砂茯神[1]三钱，银花一两，嫩桑枝一两，鲜芦根二两。

5月26日二诊：劳思过度，阴分潜损，更兼气郁，化火凝痰，扰及神明，心烦不寐。经云："阳出阴则寤，阳入阴则寐。"今舌红而颤，苔白虚而黏，左脉弦滑近驶，右脉濡而滑，当系阴虚阳亢，痰火扰心之证，仿黄连温胆汤。

黄连一钱，法半夏三钱，砂茯神三钱，化橘红二钱，竹茹二钱，珍珠母一两，白芍四钱，炙远志一钱半，炒枣仁三钱，郁金三钱，生牡蛎一两。

5月31日三诊：自述上方连服4剂，诸症大减。近感时令暑湿，头晕身重，短气，心悸，脘闷肠鸣，舌红苔白而黏，脉濡而虚，拟东垣清暑益气法。

---

[1] 砂茯神即朱砂拌茯神，朱砂用量多依所拌药量为定，常为三分（1g）量。砂茯苓亦同。茯苓、茯神养阴气，分化水津，以砂拌后，有定眩清心之效。朱砂除结逆悒气，杀精鬼魍魉；茯苓、茯神亦通心气，益神智。朱砂降浊阴，净精气；茯苓、茯神分化气津，使净精水，余水从水道出。

炙黄芪八钱，正党参八钱，白术四钱，北五味子一钱，麦冬四钱，姜炒黄连一钱，当归三钱，泽泻四钱，藿香二钱，益元散八钱，竹叶四钱，升麻一钱。

【文评】初诊方全然无滞，即轻清通络法之举隅。白蒺藜散风行血、疏通头面，血证未具，阴分已伤或浊积阳分阴位，此药可堪大用。蔓荆有同效，不过所效位置，浅于蒺藜三分。二诊，珍珠母、远志、郁金三药阴分潜降理气，以取轻清通络后，阳分气机协和，此再潜阳，不致气下格拒，或从浊变。三诊又因外感，转益气化湿，非气机协和者，不敢为之。譬如参、芪二药，若邪不罢，即便证具，恐又生变，故知前二诊药用处理精准。如若说暑湿，似有阴气下流而安后，阳分内虚，浊欲从腠理、肠道而自解。这类体质，微冒即感，亦多良证。

子痰案

刘某，男，28岁，干部，已婚，四川籍，河南省焦作煤矿。

1969年9月10日初诊：发病一年余，两侧睾丸肿硕疼痛，右侧尤剧，痛处皮色正常，亦无灼热感，经在各地多次检查，确诊为"附睾结核"。长期注射链霉素，效果不显，面色青白，四肢欠温，小便清白，舌质正常，苔薄白而滑，双手脉均见弦紧。寒邪深伏厥阴，治以吴萸四逆汤加减。

桂枝三钱，赤芍三钱，细辛一钱，大枣一钱，吴萸三钱，荔核三钱，小茴香二钱，炙甘草一钱。

9月13日二诊：睾丸硬痛有所减轻，手足转温，舌边偏红，小便时黄，脉仍弦紧。厥阴伏寒有化热之势，改治以济生橘核丸加减。

肉桂一钱，荔核三钱，橘核三钱，小茴香三钱，金铃三钱，延胡二钱，赤芍三钱，当归三钱，炒山栀仁三钱，胡芦巴三钱。

初诊方服 2 剂，次诊方服 16 剂（其间曾去胡芦巴、金铃肉，加制附片、台乌各三钱）。服药同时配合家传经验方蒲术饼外贴，只服药 18 剂，贴敷蒲术饼 8 次痊愈。

蒲术饼制法：生蒲黄加苍术一两，全葱半斤，白蜜二两。捣成饼状，放入铁锅内加水适量炒热，然后摊压成饼，包贴患处；并用布包扎，使不脱落，冷后取下，再加水炒热，继续贴用，每料不连续使用 1 次。该病情不急，最好每天晚间或睡前贴 1 次。

【原按】本病主症为睾丸硬痛，四肢不温，面色青白，脉弦紧，根据足厥阴经绕于阴器，以及"寒甚则痛"等理论概念，故诊为厥阴伏寒证。汤予吴萸四逆汤加减，收到一定的效果。厥阴一经，内寄相火，最多寒热错杂之证。二诊见有舌质偏红，小便时黄，显系伏寒化热致势。但综观全证则是伏寒为主，化热为次，于是改投济生橘核丸。此诊用药有两重意义：一是在温经散寒的同时，稍佐苦寒之品以清其热；一是考虑到足厥阴经内属于肝，而久病必伤及血络，因而使用当归等便能起到和血通络的作用。尤妙在蒲术饼热敷，促使局部寒散血畅，大大提高了疗效。

【文评】吴萸一药，治内寒效颇好。散寒之药，若桂枝、细辛、附片、干姜类。桂枝温血，细辛温脉，附片温经，干姜温气，吴萸暖脏之力颇强。且说治寒诸药，其性莫不上走、外透，唯吴萸、胡芦巴二药径直向内，久寒深寒用之效佳。凡有其人精血亏虚，久而夹寒，以所谓参、芪、菟丝、地黄投补，药证相对，但不效反燥热者，可以吴萸、胡芦巴佐之，即效。戴尧天先生记录有家传蒲术饼方，用蒲黄、苍术、葱、蜜四药。蒲黄理血，苍术透气，葱通阳，蜜和而制作且有解毒之效。此案示例一用，但根据方药来看，用于阴疽、疮痛、痹痛亦为所宜。

便秘案

朱某，男，51岁，农民，温江县金马乡（今成都市温江区）。

1958年5月24日初诊：四日前突然腹痛下利，日二三次，两天后转为便秘，腹痛增剧，脐周胀硬，手不可近，稍一接触，其痛难忍。频频发作呕吐，吐出物如稀黄，臭秽难闻。曾服槟芍承气汤[2]一剂未效。就诊时，色黯形疲，心悸神疲，脐下突起如覆碗，腹皮绷急，触诊其处痛极呼号，腹中雷鸣，口臭不堪。舌淡，苔黄垢秽浊，脉沉伏。拟益气运脾、温下通结，治以张景岳温脾饮加减。

正党参四钱，制附片三钱，干姜三钱，净芒硝二钱，酒大黄三钱，当归三钱，生甘草二钱，推车虫（即蜣螂）一钱（煅存性，研细，分3次冲服）。

5月26日二诊：药后连解淡红色溏粪2次，奇臭，腹满顿消，

[2] 方书中有"槟榔承气汤""槟芍顺气汤"，几乎难见"槟芍承气汤"之名，疑为前两者传抄之讹误。若为讹误，据症状所用，疑为"槟芍顺气汤"之讹抄。

疼痛大减，呕吐未作。唯感心中烦热，渴思饮水，一夜间竟饮水数大瓢，身体疲惫，心悸汗出，四肢厥冷，舌淡无苔，脉沉弱。予桃花汤加味。

赤石脂二两（半捣细末，分 3 次冲服，半入药同煎），怀山药五钱，制附片四钱，干姜三钱，白芍药四钱，炙甘草三钱，生粳米二两（布包煎）。

5 月 27 日三诊：烦热除，口渴正，汗敛神清，手脚转温，仅有时微感腹痛。舌淡，脉沉细。治以归芍六君子汤加味。

正党参[3]四钱，焦术（焦白术）三钱，茯苓三钱，制附片四钱，怀山药四钱，当归三钱，鸡内金二钱，白芍四钱，炙甘草二钱，大枣四枚，生姜八钱。

【原按】本病发病突然，病情险恶，属中医所称的"交肠症"。初诊时，曾劝其转院做手术治疗未果，不得已只好勉为其难。据初诊所见，既呈现脾运不及，气血两虚的虚寒证，又呈现肠腑积聚，胃失和降的阳明腑实证候，邪盛正虚，险象环生。从补虚通结之法，选用景岳温脾汤稍加化裁，方中加蜣螂（俗称偷屎婆）一味，增强其下积通腑之力，幸一剂即效。二诊时则见邪去正虚，阳微欲脱之象，急予仲景桃花汤加味，冀能固阳救逆，涩以固脱，药后果能化险为夷，步入坦途。最后乃以归芍六君子汤健脾养血，调补善后。

【文评】此案以"脐下突起如覆碗""槟芍承气汤一剂未效""脉沉伏"为诊断要点，知在阴分，蜣螂以涤荡阴浊，此

---

[3] 党参似无正党参之别名，川中老医言正党参，实则指晋地所产道地党参药材。

从阴分浊化，若单用将军，或亦有效，但将军风骨甚傲，能行正大之战，不能破阴祟之敌，未防浊化再与阳分交变或深变于血，蜣螂还是比较重要。二诊泻下后之症状，即阴分气散，浊变阳分也，山药、粳米、白芍即精化阳分阴气以利浊气，余药收阴分之气。一诊虽有蜣螂，仅化浊积，浊积随下而解，即安，出入其他则变。若一诊中再加少量玄参或黄连，或可防浊变之生。玄参实阴分以使浊不上冒，助下而解。黄连则在阳分燥浊水，浊冒阳分，随燥而分化，一端向下，一端为游离热气，清散而出。

肠蕈案

　　黄某，女性，32 岁，农民，温江县镇子公社幸福大队五生产队，1977 年 6 月 30 日诊。

　　左腹部积聚症多年，积块累累，大小不等，大如拇指，小者如黄豆，按之作痛；身倦乏力，口腔及四肢麻木；腹痛即欲大便，溏而不爽，便后肛门灼热；小便灼热而黄，舌前段右侧剥落，根部淡黯，脉沉涩。此为"肠蕈"，湿热结毒深伏肠道，瘀血凝滞，气阴两伤，实非寻常之疾。

　　党参八钱，石斛四钱，白术四钱，乌梅三钱，薏苡仁一两，大黄一钱（后下），桃仁三钱，冬瓜仁四钱，白花蛇舌草一两。

　　服上方 1 剂刚尽，月经提前十余天而至，服完 3 剂，经净。服上方共 4 剂，腹胀大减，肿块全消失。

　　【文评】腹部积聚，膨大而积则属阳，块积累累属阴，但总属阴分病。此案患者见肢麻、口腔麻木，是阴气不通，浊热伏阴分，气机阻塞，以薏苡仁通络去浊，大黄、桃仁、冬瓜仁导瘀热处肠道，石斛、白术、乌梅养阳分阴气、助运阴气，白花蛇舌草消肿去毒。多阴伤浊积者，亦有腹胀膨大，此之大，必渐而显，其自感厌食、腹胀、大便不爽者，医从阳分以砂仁、木香、豆蔻、扁豆开化，总难奏效，必积而后热，热后发于疮毒，此多可以地黄、枣皮实其阴，石斛、沙参助其气，丹皮、鳖甲托其毒，红藤、败酱草泻其浊，阴浊当以苦开，阳浊才使辛化。

肠结金疡案（高位肠瘘）

蔡某，男，65 岁，温江城关胜利路，1977 年 3 月初诊。

患者于 1976 年 7 月患"肠梗阻"住入温江地区医院外科病房，手术后伤口（在左腹上端）长时间未见愈合，经常流出稀黄、清薄脓状分泌物，诊断为"高位肠瘘"。邀诊时面色㿠白，形容枯槁，渴思饮水，小便灼热而黄，舌质深红无苔，脉虚细而数。证属气阴两伤，邪毒扰乱。当益气养阴，和血解毒。予张锡纯前辈内托生肌散加味。

党参八钱，炙黄芪八钱，花粉五钱，赤芍三钱，生乳、没各二钱，石斛四钱，银花四钱，生甘草二钱，生麦芽二钱。

上方连服两月余，伤口渐次愈合，神色转好，于 1977 年 7 月出院。

【文评】分泌物稀黄、清薄，知非内攻热毒。内攻热毒当下、当降、当消。凡伤口向愈，有几要素：一者，阳分内气充实，载阴有力，阴气荣通无滞；二者，邪毒不盛，或伏位转浅，不结阴位；三者，患处不为气血分邪外出之所。患者舌无苔是阳分阴气大亏不荣，而形容枯槁、面色㿠白是内升气无力，以参、芪托之。方中用乳、没、银花清伏络积毒；麦芽轻顺阳分升气，加健运脾胃，而不耗阴气；花粉一则利阴，二者清利津水以排脓积。

哮喘案

王某，女，36岁，温江煤建公司职工，1977年8月2日初诊。

经常发作哮喘、咳嗽。夏季发作更多，冬季反较安定，此次发作二月来诊。来诊前曾服西药平喘镇咳等药并注射抗菌消炎等针剂，效果不大。诊时张口抬肩，痰鸣有声，咳嗽频频，痰液甚多，有时呈白稠黏痰，有时呈渣稀痰，自汗，头汗尤多，心悸短气，胃呆纳少，形神俱罔，舌红润无苔，脉沉微。上盛下虚，痰饮攻冲，兼夹暑邪，气津两伤，病情危重，防其阴竭阳越，所幸二便正常，犹可为力，拟益气固脱。

党参一两，制附片四钱，五味子一钱，麦冬四钱，胡桃肉三枚，童便一匙。

8月4日二诊：药后汗出较少，神色较好，其他各症亦稍见减轻，舌红润，苔白滑，脉沉弱，右寸沉滑，改治以苏子降气汤加减。

苏子三钱，研沉香六分（冲3次），研企边桂一钱，法半夏三钱，茯苓四钱，北五味子一钱，炒菟丝子三钱，补骨脂三钱，前胡三钱，胡桃肉三枚。

8月6日三诊：连服2剂。服第一剂时，喘咳显著减轻；服完第二剂时，诸恙即基本平复，唯感疲倦纳差，予六君子加味善后。

党参三钱，白术四钱，法半夏三钱，茯苓四钱，砂仁一钱，山茱萸三钱，补骨脂三钱，炒菟丝子三钱，炙甘草二钱。

【文评】一诊若无童便则嫌燥其阴分，有此药圆通方法，不见绌而俗于先生之诊断也。二诊始加强纳气，初直以纳气法，或有用方不精则浊塞而变。虽有三诊，但不过四日，层层分明，病随治而位渐浅。有哮盛于夏而安于冬者；有哮盛于冬而安于夏。有咳盛于夏而安于冬；有咳盛于冬而安于夏。有喘盛于夏而安于冬；有喘盛于冬而安于夏。

其中，哮盛于夏，阳分气跃或阴分有伏浊，伏浊为主，正虚为次；哮盛于冬，阳分气陷或阴分伏浊，正虚为主，伏浊为次。咳盛于夏，血有浊或阴气跃，人或少阳，非正少阳，血浊当理阴，阴跃当降血；咳甚于冬，阳分有伏邪或阴分气跃。喘盛于夏，阳分虚；喘甚于冬，阴气竭。凡诸病，大不出此类。

噎膈案

何某，男，60岁，柳江十三大一队，于1975年8月来诊。

1975年夏季朝青城山而内伏暑热，加之连日冒雨，以致感寒发病，兼之朝山之时又吃生冷瓜果，渐次胃脘作痛，阵性发作，痛势剧烈。今年六月反胃噫气，便结难秘，胸中坚大如锤，按之痛剧，项背强痛，俯仰不能自如，小便时黄，溺时不爽，且兼涩痛，学生投以大陷胸汤一剂，翌日下燥粪黑色数枚及纯稀清汤，今日觉胃中空虚，胃脘下肿大虽消，但按之仍凹凸不平，坚硬鼓手，形体消瘦，面色萎黄，舌淡，中心偏右灰黑，两寸关脉沉细而涩，右关且见微象，尺部尚觉和缓有神，尚可进脂饮水，且有咳嗽多痰史。

此案病例虽说多见，但临床并非一诊即愈，功力深厚者，深患戕攻。对此案分析如下：

据脉症合参，本病当系"噎膈"重证，皆为湿痰相互胶结，阻扰胃脘，肝本既失其条达之机，脾胃亦衍其升降：久病正虚，更何况花甲之年，故本病既见邪盛之象，又兼正气已虚之证，且日前刚进峻下之剂，似不宜再以孟浪攻击。治宜扶正祛邪，兼筹并顾。然病身正虚，治之颇难，瞻前顾后，选旋覆代赭汤加味。

正党参一两，法半夏四钱，赭石一两，桃仁尾三钱，旋覆花二钱（布包），当归三钱，竹茹二钱，生姜汁适量，薤汁适量，枇杷叶四钱（去毛），鲜鹅血每服药加十匙。

【文评】陷胸之证，是邪入而迅陷虚里，与津不得降，胸阳痹阻。此旧有所患，伏邪于中，见痛势剧烈者，知正气未衰，且血分有伤。今突发作，是伏邪外动，受内气鼓舞，乃欲解之象，当须因势利导，急下必变，故有后证。变证生后，大实已去，戴尧天先生按虚痞处理，鹅血一药甚妙，使旋覆代赭汤，位置又深一分。

咳嗽案

谭某，男，31岁，工人，已婚，温江地区大修厂。

1977年8月20日初诊：10年前在云南铁道兵部队工作时，经常涉水淋雨，坐卧湿地，渐次咳嗽，多在夜间11点钟至次晨2点钟发作，咳嗽气紧，痰稀量多，发病常感阵发性阴囊收缩，睾丸胀痛，小腹冷痛，遇热即减，遇冷加剧。曾经部队及地方医院多次胸透检查均未发现异常。迭经中、西医治疗，先后服宣肺平喘、化痰止咳、清热养阴等类中药百余剂，迄无效果。面色㿠白，神疲懒言，胃呆纳少，四肢麻木不温，二便基本正常，舌红而润，苔白腻，脉沉弦细，右尺弱难应指。此系寒邪深犯厥少二阴，肾阳不振，水饮上逆，乃沉寒痼冷之证。拟温经散寒、暖肾化饮，治以真武汤加味。

茯苓四钱，白术四钱，制附片三钱，干姜二钱，细辛一钱，北五味子一钱，白芍三钱，吴萸二钱。

8月27日二诊：咳嗽较减，原方加桂枝三钱。

9月1日三诊：咳嗽明显好转，囊缩、睾痛及小腹冷痛亦均减轻，苔较白滑，脉较有力。药既中病，击鼓再进。原方白芍改用酒炒；另加木通三钱，法半夏三钱，炙甘草一钱。

9月11日四诊：诸恙本已大减，但前日感冒，夜间又见咳嗽加剧，痰多而稠，口鼻略干。凉燥犯肺，改予苦温平燥法。

杏仁三钱，法半夏三钱，茯苓三钱，化红二钱，薏苡仁五钱，生姜三钱，竹茹二钱，枇杷叶二片。

9月13日五诊：咳减食增，无奈昨日气温骤降，夜间咳嗽又复加重，痰少而黏，囊缩、睾痛等症剧，舌偏红，根部苔白厚，脉仍沉弦迟细。燥痰阻于卫，阴寒凝于下。治拟温下。

杏仁三钱，炙桑皮三钱，瓜蒌仁三钱，竹茹二钱，甘枸杞三钱，淫羊藿四钱，橘核二钱，补骨脂三钱，吴茱萸二钱，菟丝子四钱，枇杷叶三片。

9月18日六诊：夜咳已止，但稍遇寒冷，尚感囊缩、睾痛，小腹冷痛，四肢麻木欠温，舌根厚苔较缓，脉象略和。燥邪虽除，而寒邪扰尚连于厥少二阴，治以芍药炙甘草附子汤加味。

酒白芍四钱，附片四钱，吴萸三钱，小茴香三钱，橘核二钱，炙甘草三钱。

9月25日七诊：囊缩及小腹冷痛大见减轻，睾丸已不胀痛，四肢感麻木不温。舌正常，右尺脉较见有力。续予温经散寒，治以吴萸四逆汤加味。

吴萸三钱，桂枝三钱，酒白芍三钱，细辛一钱，木通二钱，胡芦巴三钱，橘核二钱，小茴香二钱，炙甘草二钱，大枣四枚。

9月28日八诊：手足较温，已不再麻木，唯稍遇寒冷时尚有轻微囊缩及小腹冷痛，舌正常，脉沉弦细。寒邪渐退，阳气渐伸，趁此大好时机，用从阴引阳法，俾深伏之寒一齐透达，勿令其残余留患。治以麻黄附子细辛汤加味。

麻黄二钱（先熬，去上沫），细辛一钱，制附片三钱，吴萸二钱，荔核三钱，炒巴戟三钱，薏苡仁五钱，菟丝子四钱，胡芦巴三钱。

本病共经八诊，每诊服药4剂，共服药32剂。随访一年，未见复发，而且精神体力大胜往昔。

【原按】患者发病前经常涉水淋雨，坐卧湿地，不难推测其所受之寒邪深且重。《医宗金鉴》说："少阴为寒水之脏，故寒伤之重者，多入少阴。"发病后一直呈现面白神疲、言低懒言、脉来沉细等症，完全符合少阴病"脉微细，但欲寐也"的病理特征。少阴经脉内属于肾，按经脉传腑入脏的发病规律，少阴寒邪自易入肾而损伤肾阳。肾阳虚则气化无权，水饮上逆犯肺，因而发生咳嗽。寒饮本为阴邪，浮阳则缓，得阴则动，故其咳嗽发作的时间少见于白昼，多见于夜晚。少阴与厥阴二经经脉均在小腹部的"阴交"相会，经气互通，自为波及于厥阴。《灵枢·经脉》云："肝足厥阴之脉……循阴交，入毛中，过阴器，抵小腹。"厥阴受寒势必因寒性收引，寒甚则痛之故，产生阴囊收缩、睾丸胀痛、小腹冷痛等症。厥少二阴既受寒邪的侵袭，阳气亦随之减退，遂致出现手足麻木厥冷。基于上述辨证，因此在整个治疗过程中，自始至终都紧紧抓住温经散寒这一主要治疗法则，同时根据疾病发展的具体情况，突出重点，解决主要矛盾。就本病前后八诊而论，头三诊为第一阶段，其病理重点在于阳虚饮盛，故用真武汤以温阳化饮。四诊、五诊为第二阶段，其于感受秋令燥邪，使病理趋于复杂。燥为外感之邪，不可不及时尽除，但治燥之药多偏于润，过润则妨碍散寒。治寒之药多偏于热，过热则有碍于润燥，临床遇此，颇难处置得当。依从《内经》"燥淫于内，治以苦温，佐以甘辛，以苦下之"的用药大法，先予杏、姜、薏苡仁、枇杷叶等苦温润肺之品，接诊燥邪未平，气温骤降，厥少二经阴寒较盛，所成上燥下寒的证候，只好改用润上温下之法。润上药不便过于清滋，温下之药不便过于辛热，为此兼重并顾。果得燥平咳止。六诊、七诊为第三阶段，主要表现为囊缩、睾痛、小腹冷痛、四肢麻木厥冷等一系列厥阴寒证，故在治疗上侧重于温通厥阴。初投芍药甘草附子汤加味，意在散寒缓痛。药后睾痛即止，而囊缩及小腹冷痛亦显著减轻。唯四肢厥冷未见有何改善，这是因为厥阴寒邪犹存，经气未通之故，乃予吴萸四逆汤合小茴香、橘核、胡芦巴温经散寒以通阳除厥。最后一诊为第四阶段，此时诸恙已基本消失，仅在气候较冷时微感囊缩及小腹冷痛，此种情况当系寒邪未尽所致，为求祛邪务尽，不使留患，即趁厥去阳复的有利时机，用麻黄附子细辛汤加味，使之从阴引阳，迫使余邪尽透于外，此为长治久安之策。不过，令人感动奇怪的是本病患咳嗽达 10 年之久，但多次胸透却无异常发现，是否因为本病机制是在经不在脏，在下不在上？这个问题实有待于今后进一步加以探讨。（本案曾在《温江医药》1978 年第 1 期发表）

【文评】此病患每与交日之时咳嗽发作，经时间段阴气至盛之时，而阳升于其中。人有寤寐，阳之升降；亦有应时阳之升降，应时之阴阳升降，固然也。寤寐之升降，人为也。盖入寐时，血气静而阳分实，气不能化用。若应时夜寐，实气随阴气下流，而降藏阴水，下三阴，灌溉脏腑，精养器官，阳分外位气随降闭，孔窍实，血气缓。若白昼入睡，应时气升布阳分诸位，此时阳分实，气不随阴气下降，阴升精气润养皮肉组织，长此则精气内耗，阳火煽动，故使人多欲。精耗至久，入夜应时而睡时，反因精虚而不足降藏之力，至阳分壅气，欲心妄动，反多作为。此案患家见阴囊收缩，睾丸胀痛，小腹冷痛，交日子时左右咳嗽，前症状知阴分外位客寒，而于时咳嗽是其时应时阳升，精气上布阳分濡养，盖以寒克。若其人精气本实，则只见阴部痛胀；或于时腹痛腹胀，不见咳嗽，咳嗽必是阳升时，精少浊塞，心肺不纳，变异为咳，时振而出也。戴尧天先生以真武加味在一二三诊处理，四诊时虽见外感，焉知非浊出变为燥？何以言浊气出变？即前只以散寒、温气、通经化饮，未有就此案咳嗽之精降不及进行处理，一诊即可与补骨脂、淫羊藿、菟丝子、山萸肉之类。

红蝴蝶疮案（红斑狼疮）

吴某，男，35岁，金马公社中学教师。

三年前嘴部受伤，经缝合治愈。两个月后，嘴部缝合处（上唇右侧）发现黄豆大小红斑，不肿不痛不痒，以后渐次向唇中心增长。与此同时，发现两耳及面部亦出现红斑，仍无肿痛，只有痒感。三年来，患处痒感较重，尤以太阳曝晒为剧。患处发痒时，搔破后流黄水。家中无类似患者，一般情况好，面部可见胡豆大小边缘不规则的色素斑，中心稍有凹陷；上唇及双耳郭均有不规则红斑，边缘清楚，有色素沉着，中心色红，并可见浅褐色和白色糜烂面，有分泌物；眼部检查正常。四川医学院附属医院（今四川大学华西医院）诊为"慢性盘状红斑狼疮"，用氯化喹宁、B族维生素、维生素E，并用喹宁油膏外敷。经一年治疗，未获明显进步。于1976年7月25日来诊，改服中药治疗。来诊时见症同上，为立脉案如下。

肝湿胃燥，湿热久蕴成毒，不仅犯于气分，抑且伤及血络。舌红，两侧青紫，右关滑大，左脉弦数。治宜清化通络、解毒和营，仿钱氏清黄散化裁。

防风三钱，生石膏一钱，炒山栀仁四钱，藿香二钱，桃仁泥三钱，粉丹皮三钱，赤芍三钱，薏苡仁一钱，蒲公英一钱，生甘草二钱，白花蛇舌草一钱。

8月15日二诊：面部红斑消退，亦无痒感；右耳郭、右眼睑及上唇仍见红斑，色素有所减退；上唇糜烂面有所缩小，舌红中裂，脉弦细而数。唇睑主于脾胃，乃中焦湿热未尽，久病及于营血，气阴潜耗之象。

北沙参四钱，石斛四钱，薏苡仁八钱，茵陈三钱，炒栀子三钱，丹皮三钱，赤芍三钱，生谷芽二钱，竹茹二钱，白花蛇舌草一钱。

9月29日三诊：上方服12剂，曾于9月7日赴四川医学院附属医院复查，仅上唇皮损仍红，有少许鳞屑，其他处皮损仅留色素沉着，谓"病情已减轻"。少红少津，苔少，脉细数。拟益胃养明，清解湿毒。

生地五钱，石斛四钱，知母三钱，花粉四钱，薏苡仁五钱，赤芍三钱，丹皮三钱，桃仁三钱，黄连一钱半（暂以马尾连五钱代用），冬瓜仁五钱，紫草三钱，蒲公英一钱。

1977年4月7日四诊：断续服上方达半年，仅上唇皮损仍红，范围较缩小，仍有少许鳞屑，其他处仅有轻度色素沉着。舌红少苔，脉细数。阳明热毒未尽，治以犀角地黄汤加味。

犀角（现用水牛角代）一钱半（先熬半小时），生地五钱，赤芍三钱，丹皮三钱，玄参五钱，石斛五钱，银花藤八钱，扁豆四钱，生甘草二钱，白花蛇舌草一钱。

7月3日五诊：将近三月来均服上方，其间曾去玄参、石斛、银花、扁豆、甘草；加北沙参四两，知母三两，焦栀三两，生薏苡仁一两，情况一直稳定。改予下方继续调理。

沙参五钱，石斛五钱，薏苡仁一钱，焦栀三钱，白芍五钱，乌梅四钱，麦芽二钱，丹皮三钱，赤芍三钱，白花蛇舌草一钱。

以后数诊均以上方加减，继续调治。至10月中旬随访，除上唇有轻度皮损发红外，情况良好。

【文按】戴尧天先生言肝湿胃燥，所谓肝如何湿？不过所藏阴血伏浊生毒，而血运阴降不及，浊随血行，渐次为深为浅。胃如何燥？气有余火，亦浊变之气郁，火气从津透，变损阳分正气。皮损之疾患，见痒、痛、红肿者，血之伏浊外透。血中伏浊，若浊变阴分内位气，逆阴气凝精，即血分为客枢，此浊内攻于阴分气，上变于阳分气，应透阴分外窍，久而实变。若浊变于血分，见阳分阴气化质位逆，其病必现阳分位症状；见阴分精气化质位逆，其病不现阳分位症状。故不痛、不痒、不红，渐次皮损，是血之伏浊内攻，以浊源不在阴分内位气，变随病本位，渐次损于形，虽似外透而非，但解血变，层次治疗，仍宗清血透气法。见皮色变者，仍需把握气运之枢，透阳分通路。

泄泻案（阿米巴痢疾）

吴某，女，30 岁，白联社，干部。门诊号：8727；住院号：中医病房 91 床。

患者于 4 月前分娩，产后吃荤腥脂肪过多，遂开始腹泻，一昼夜 10 余次，水样便并杂有泡沫；腹痛肠鸣，胸痞食减。经专区医院检查，诊断为"阿米巴痢疾"，于该院住院 10 天。据称大便复查已无阿米巴原虫，泻次减至一日 2 次左右，该院建议患者改服中药治疗。一星期前因吃青椒稍多，腹泻增剧，每天泻次达 10 次左右，先后于我院门诊治疗 2 次，进展不大，于 1960 年 7 月 4 日转入住院服中药治疗。

患者于 1960 年 5 月曾患肠炎。此次入院时检查：大便中找出阿米巴原虫。形作略缓，面色微白，脐下约当横结肠中段处有轻度压痛，舌质淡嫩，脉沉弦而濡。

辨证：肾为胃关，兴司开阖，肾关不固，则脾运愆常，清浊不分，下注为泻，是当固肾实脾，分清泌浊。

处方：党参五钱，山药八钱，泽泻三钱，茯苓四钱，猪苓三钱，补骨脂三钱，五味子一钱，吴萸二钱，炒白术五钱，大枣四枚，生姜一两，生、熟谷芽各四钱。

7月5日二诊：泻次大减，显然药已对证，但头晕身重，尿少便溏，胃呆食减，脉见濡软，值兹炎暑，不无暑邪内扰，拟仿王氏清暑益气汤意立法。

党参六钱，五味子一钱，麦冬四钱，滑石六钱，山药八钱，木瓜三钱，益智三钱，白豆蔻一钱，藿香二钱，甘草一钱，生、熟谷芽各二钱。

7月6日三诊：昨予清暑益气、温脾固肾法获效甚者，现泻次已减至每日1次，实验检查：大便中已无阿米巴原虫，头晕身重等恙均怅然若失，盖其人素性沉郁，而久泻之后，中气已虚，于是肝经久郁，气逆乘机横侮，形成木乘土位之意，法重疏肝开郁，治以丹溪越鞠丸加味。

白术三钱，山栀四钱，炒川芎二钱，制香附四钱，建曲三钱，木瓜三钱，木香三钱，砂仁一钱，益智三钱，郁金二钱，生、熟谷芽各二钱。

7月8日四诊：胸痞渐舒，精神倍增。但今日感腹部胀满微痛，时时嗳腐，右关脉来短滑，责之胃有积滞。拟辛开苦降、消食导滞为法。

黄连二钱，枳壳三钱，厚朴三钱，楂、曲各三钱，连翘三钱，木香三钱，陈皮三钱，炒谷芽三钱，苏梗一钱。

7月10日五诊：腹胀痛基本消失，唯胸中满闷又增，仍至气郁不疏之象，仍以疏肝理脾为法。选越鞠丸加陈皮三钱，枳壳、炒谷芽各三钱，苏、藿梗各二钱，砂仁二钱；将原方苍术改为白术三钱，嘱本方连服2剂，于1960年7月14日痊愈出院，随访半年无复发。

【文评】产后气血虚损，食补尤需顾胃气厚薄，淡味寡肠，厚味腻脾。经治而泄泻反复，而舌脉所见邪气匪实，当温健中腑。补骨脂一味，说在益肾，乃厚阴气。凡泄泻，阴气先伤津液，津液自汗孔而出，所损之气由卫气—肺气—脉气—心气渐次，津液自肠道而出，所损由中气—腑阳—脏之阴气渐次，但泄泻所伤，不必渐次而损，亦可兼现。脏阴之中又别有层次，以味而分，酸者入肝，淡涩者入脾，辛甘入肾。二诊泻减，而增头晕、尿少、纳呆，是浊出阳分，虽戴尧天先生虑暑，是病气透至浅位，以浅位药再行清利，浅位病何也？乃气未调。

痉病案

张某，男性，1岁半，柳江医院（此处手稿记录有阙漏，但凭后文与治法可揣知其症）。

暴冷伤阴，何况小儿稚阴稚阳之体，于是风摇本动，每在春季阳升之际发痉。其父为柳江医院药剂士，因求医得便，先后请地区多位名老中医会诊，其服药均为平肝祛风、育阴潜阳之剂数剂，仍未见动。1975 年，因戴尧天先生在"五七"专校任教，随邀诊治。现其舌边略红，苔侧白腻，指纹青沉，右大于左，是湿邪转盛之候，必伏其所主而先其所因，宗《内经》"诸病项强皆属于湿"之意立方。

白蒺藜一钱半，钩藤一钱半，粉葛一钱，银花藤二钱，白术一钱半，厚朴一钱，陈皮一钱，佩兰五分，花木通五分。

上方嘱服 2 剂。据后告，药后症状完全消失。1984 年随访，其父谓服 2 剂后痊愈至今，从未复发。

【文评】春季发痉，而平素较安者，可有二病机要素考量：邪伏（阳分深位或阴分浅位），若在阳分深位，以桂枝葛根类方可以处理；阴分浅位，用八珍汤、当归补血汤、十全大补汤可以处理。此患儿见舌边红，知病还在阳分，不过戴尧天先生用此方拨理，功底匪浅。前言戴尧天先生治暑，极其重视气津和法，此虽见白腻苔，但仍过在气津输布问题。在此处，戴尧天先生治杂病，又在阳分邪弱，气静之时，轻宣中气，利导浮热，使津自和于肌腠，清轻通络为戴尧天先生特色。

痹证案 4 则

1. 肝肾阴亏，筋脉失养

彭某，男性，41 岁，崇庆地小北街 170 号，原阿坝州桥二队职工。

患者平素常有头部冲热、齿痛等症。1971年8月出现左脚底近跟部疼痛，行走艰难。两个月后，左脚外踝处筋脉拘挛作痛，步行只能达一公里左右，经日在单位医务员给服得泰松，并注射氯化钙针剂后，症状减轻，除左外踝疼痛外，右外踝亦发生疼痛，同时左右外踝交替出现红肿、灼热。因于本单位医务员治疗，入院时除上述症外，并伴见面目、四肢浮肿。同年10月中旬复转至四川医学院附属医院住院治疗，入院时四肢关节红肿疼痛，步履困难，咽部有轻度发炎，咳嗽多痰，腹部胀痛。心率64次/分，心律齐，无杂音，胸透未见异常，肝至胁下1cm，诊为"类风湿关节炎"。服强的松及中药治疗，中药如苍术、乌梢蛇、蜈蚣、牛膝、秦艽、羌活、独活、川芎、生地、白芍等，因效果不显，随又就诊于成都中医学院（现为成都中医药大学）附属医院，疑为"静脉炎"，投以中药当归、红花、血通、细辛、威灵仙、牛膝、五加皮等连续治疗10余次，仍未获效，且感病情略有加重，两大医院均嘱患者回家服中药调理。回家后更医多人，曾服桂附、苍术、防地、秦艽、通草，以及健脾利湿、通络活血、清热活营等中药，其中服桂附之类温散药最多，病情逐渐加重，四肢腕、踝肿痛灼热，胃纳锐减，每餐只能进食一两左右稀粥。手足麻木震颤，完全不能料理生活而卧床不起。1974年4月20日，老师因赴崇庆地为一长辈诊病，因邻居关系，乃邀约顺便为之一诊。兹将历次诊治病案按其病机转换阶段分别整理如下。

1974年4月20日初诊：颧赤齿痛，头脚筋脉时时跳动，双侧腕踝关节红肿、灼热、疼痛，双踝外侧筋脉拘挛，两手震颤，不能捏握，双脚不能步履，胃呆食少，舌质绛，苔白腻，脉弦滑而数、尺软无力。肝肾阴亏，筋脉失养，湿郁凝痰，阻于经络，水不涵木，阳热攻冲，上则面赤齿痛，横扰则胃土受制。病性虚实夹杂，立法未可偏颇，拟滋肾柔肝、化湿通络并进。

生地八钱，玄参五钱，企边桂一钱，生牡蛎一两，白芍四钱，钩藤三钱，怀牛膝三钱，生薏苡仁八钱，地榆二钱，石斛四钱，丝瓜络四钱。

连服上方 18 剂。当患者服至第 6 剂时，踝腕关节肿痛即渐次减退，踝关节减退尤为略显。

胃纳日增，齿痛、颧红、震颤等症均告减轻，已能轻微活动，以后即以上方为基础，除其感冒、受暑另做处理外，一直服药不辍，并曾加入龟甲、鳖甲、阿胶、丹参、首乌、白蒺藜、法半夏、竹茹等药。

12 月复诊：面目发黄，脘痞呕恶，右胁腹痛，小便短黄，大便微溏，两手指筋脉拘挛，唯余屈伸，并有轻微震颤，踝关节及手背尚有微肿，能扶杖步行一里左右，并能在家操持轻微劳动，舌边仍红，苔腻微黄，脉弦濡数、两关独见滑大。先后继崇庆（今崇州市）地区医院及四川医学院附属医院检查肝功，均在正常范围。中医辨证为阴液渐复，正气恢复，内蕴之湿渐有伤到少阳外达之象，此乃病进之征，然实向愈之兆。乃予清化湿热、调理肝脾之剂。

白蒺藜三钱，茵陈四钱，郁金三钱，枯芩三钱，碧玉散六钱，法半夏三钱，青皮三钱，川楝子四钱，藿香二钱，泽泻三钱，丝瓜络四钱。

连服上方8剂，黄退，脘和，胁已不痛，食增神旺，小便转清，仅左腕微肿，左臂上举只能达于头部，已能步行二公里左右，其余各恙均渐趋消失。以后接服养阴补肝、通宣络脉以善后，病势基本告愈。

【文评】其病之始，头部冲热，齿痛，所谓头面冲其热，乃不降之阴气，不纳于深位，浮于阳分中上，不受心气化用，不走皮腠而出，随结高位，发于浅薄，人谓阴火上冲。阴之火如何上冲，冲于何为止，止于何为变，冲之层次，火以如何形态自居，此皆问题不可玩忽。齿痛之火，人谓有胃火、有肾火、有肝火等。所谓发于齿，其实唯二：一者阴气疲少，骨痿齿摇，升动过余，化为火毒；二者阴气不降，其中诸位不能化气为用，而成病状。此案之初，虽损在阴，病过仍在阳，逆其病，时日非长。至左脚底近跟部疼痛时，其过在阳，已深变成过阴之病，左右外踝交替出现红肿、灼热，阴病变浊外透，此为阴分病之标症。至咽部有轻度发炎，咳嗽多痰，腹部胀痛，咽为阴分深位之门户，腹为阴分浅位化气之所，咽部痰生，腹胀，浊由阴中上下丛生，已至深笃。至胃纳锐减时，阴分升气已额，升降并废。所用桂者，道理于此。

由痹向痿渐变，阴气乏少，而浮热煎熬，经络阻塞不通。在戴尧天先生处方中用桂一钱，相佐生地、玄参，使阴分升气有力，动化阴气，阴能生而不息；芍药酸收阳分浮热，舒筋通津；钩藤、牡蛎、瓜络、牛膝、薏苡仁轻宣经络，使通而不滞；石斛实阳分阴气，除诸虚不足；地榆杀浮热。后至缓解时，才以龟甲、鳖甲、阿胶种种静药缓图补益。补阴法最忌有几点：一者，不明其位，譬如应以石斛位补之，却给与地黄；应与地黄位补之，却给与麦冬。二者，不明其用，但见阴虚症状，即下大剂滋阴药，不辨症状所以，不明药病联系，徒塞于其位，阴气未充，升气受损。

2. 阴亏阳亢，筋脉失养（坐骨神经痛）

罗某，女性，46岁，小学教师，温江区东风路第二小学。

1972年3月8日初诊：经常头晕目眩，耳鸣冲热，眠差多梦，心悸怔忡，口苦咽干，脘闷胁胀。两月前右坐骨开始疼痛，并伴有腰部胀痛，一直在温江地区医院治疗。经地区医院西医某主治医师，诊断为"坐骨神经痛"，继西药和按摩、电疗等治疗后，坐骨疼痛日渐加重，右下肢活动受限，必需扶杖始能勉强步行。面色暗黑，形体消瘦，左下智齿松浮隐痛，舌体痿废，舌质红，苔正常，脉浮细而数，左关尺则兼虚火。脉证合参，老师认为是阴亏于下，阳亢于上，筋脉失其濡养。治以清滋导降、柔肝养肾以除痹痛。

处方：生地一钱，怀牛膝三钱，白芍六钱，肉桂一钱，玄参五钱，丹皮三钱，山栀仁四钱，炒杜仲四钱，生牡蛎一两，桑寄生四钱，食盐少许（每服时加入）。

连服上方8剂，不但坐骨疼痛消失，而且其他各恙亦次第告愈。这次在整理老师住院经验时，通过追访，未见复发，身体颇见康强。据诉，此患者曾将本方转抄给别人，疗效亦称满意。

【原按】本病以右坐骨局限性疼痛为主症，中医学亦称"痹症"。《内经》论痹亦有风寒湿之分，后此治痹亦多以祛风、散寒、除湿为主，着重于外因。本病于坐骨发生疼痛，先即经常出现头晕、目眩、耳鸣冲热、口苦咽干等阴虚阳亢、上盛下虚之候，因而考虑本病发病原因并非风、寒、湿三期相合而致，而是肝肾亏损、筋失濡养，于是用清滋导降法取得颇为满意疗效。以后曾据此经验，在崇庆地治以彭姓类风湿关节炎患者，亦收到良好效果。彭姓患者肘、腕、踝及左肩等处关节均肿大变形，疼痛剧增，且兼见头晕、目眩、耳鸣、目睛充血、牙齿松动、手颤舌颤等一系列阴虚阳亢，甚至风摇本动之象，于原方中加入生薏苡仁八钱。两三剂后，不但肢节肿痛大为减轻，而且阳亢动风等症亦明显缓解。一个长期卧床、足不能步、手不能握的严重类风湿患者，竟可下床活动，料理一些家务。可见，对于痹痛一证，不应一概归为风、寒、湿三气杂至，动辄温散，而当进行具体分析，须知"至虚有盛候"，痹痛既多实证，亦有因下元不足、血不养筋之虚证。近年来随老师临床，潜心观察，发现此类虚性痹痛患者为数颇多，究其原因，或缘于体质阴亏，或缘于久病伤肾，或缘于因风、寒、湿痹而过用温散，耗伤营阴。例如彭姓患者即长期服桂、附、乌头、细辛等药不辍，起初服用病情越重，终于出现阴虚阳亢、肝风内动等证。

　　【文评】玄参一味，止痛效果颇好。凡阴位，因毒积或阴气亏虚，升气离正常循行，而出其所在，变化为邪，伤损其体，而至于痛者，玄参有疗痛之效。五味于痛症，辛疗痛乃开血气（阳分），酸疗痛乃缓筋急（阳分），苦疗痛乃降逆火，甘淡疗痛是实阴气，咸疗痛以理浊塞。玄参兼具甘、苦、咸，故能在深位亦有解毒祛邪之效。

3. 肝肾亏损，营卫不和（类风湿关节炎）

谢某，女，30岁，住温江地区食品公司家属院，在温江区柳林中学任教。

患者于1983年2月初发病，初为四肢关节疼痛而未加重视。病发三日后，感觉全身骨节冷痛，怕风，双下肢冷痛尤甚，腰背冷痛。经某中医服中药数十剂而症状加重，续请城关镇某中医诊治，当时诊为痹症，用针灸、火罐，同时服中药治疗，药如桂枝、附子、秦艽、细辛、麻黄等温散之品20余剂。怕冷虽减，但疼痛加重，夜间小便频数，一夜小便10余次，转地区医院门诊治疗。查血：血沉34mm/h，抗"O"500单位，类风湿因子为阳性，黏蛋白5mg，诊为"类风湿"。服西药如强的松、维生素，并作电疗一月余，病情无减，于1983年6月24日来我院门诊服中药。当时正值暑季，气候本为炎热，但患者身着毛衣三件，且诉去其毛衣则冷痛加剧，汗出，肢节肿痛，不能操持家务，步行艰难，小便清长，怕冷，大便正常，舌淡，苔白腻，脉弦滑，两尺虚细。脉证合参，老师辨证为风寒湿三气杂至而为病，由于病程较久，况过服温散之剂而致肝肾亏损，营卫不和。治以养营和卫、滋补肾肝，兼以祛风散寒除湿。

处方：太子参八钱，生、熟地各五钱，酒白芍六钱，桂枝三钱，防风三钱，当归三钱，怀牛膝四钱，续断四钱，秦艽三钱，细辛二钱，制川、草乌各五钱，生薏苡仁三钱，蜂蜜二两。

嘱：先用水2000mL煎制川、草乌，生甘草，蜂蜜，先熬一个半小时，去渣取汁，然后以汁熬上12味至30分钟，待稍冷后服，一日服3次，每次服200mL左右，严忌房事。

复诊：服上方5剂后，诸恙稍有减轻。嘱上方再进，服至30剂左右，怕风、汗出、冷痛消失，唯腰脊胀痛，双下肢肿痛，短气，脉沉细，两尺无力，舌淡，苔白腻。拟健脾益气以养营，滋肾柔肝以除痹。

处方：炙黄芪二两，正党参一两，苍、白术各四钱，甘枸杞四钱，菟丝子四钱，炒杜仲五钱，生、熟地各八钱，赤、白芍各五钱，桂枝三钱，防风三钱，炙甘草二钱，丹参八钱。

嘱上方常服，患者服至40来剂，以后改方仍本原方加减出入，先后将白芍改为酒白芍六钱加怀山药、怀牛膝等，后经地区医院连续4次复查：类风湿因子阴性，黏蛋白3.3mg，抗"O"500单位，血沉30mm/h。

【文评】患者前虽屡用温散药，然冷减痛剧，盖寒久伤营，内寒伤精之故。温散之品，非专为寒设，温散药各于其位而开气，主升用，凡逆陷之邪、透解之法和阳痹之气，多用此类药在所效病位，用而协调。然如此案，疼痛至于行动渐废，伤于深位，若徒以开气升药耗用则阴气不充，阴气不充则阳分精气不实，精气不实而只以通用，必耗伤更甚，寒不能除。何以谓寒不能除？寒在浅位，唯外散外透而可，盖以外散通阳分出入之径，则正气有力必上而济诸位，以平衡所不谐者，病能逐步向愈。深位之后，尤其伤脏、伤骨，见凝精之所，寒之病理非以凝涩、郁闭为主用。此时，寒邪阻阴气凝精，浊变深处，久则为毒，销形脏，攻器官，常现热象，有疼痛、发热、痛疽等表现，必充精气；而后能逐层透解，透至阴分浅位，则常现弱象，如无力、腹痛、头晕等。此时不宜补养以参、芪壅塞其气，唯继用充阴之品，稍加桂、姜，将其透至阳分，则可以再行扶正祛邪处理。此案一诊用蜜煎川、草乌，一者制其毒；二者蜜甘能充养，能缓急止痛，且能大减川、草乌二药耗阴之弊，还能制其走窜，疗诸气阳不足，充实阳分阴气，使阳分阴气有降。合于地黄，则诸阴得顺，借川、草乌之力，辅以细辛，逐将升气托里邪，出阳分，阳分桂枝、防风，使不至外透后，气机郁闷，再变生阳分热证。

4. 湿遏热伏（筋痹）

谢某，女，31 岁，崇庆县第三小学。

1979 年 5 月 1 日初诊：右股疼痛碍步，恶寒发热，微自汗，口渴思饮，心烦易怒，时或泛呕，嗳气，口苦，咽干，肠鸣腹满，便溏，小便频数短赤，舌淡边红，苔白腻而黏，脉洪大滑数。湿遏热伏，既侵经脉而为痹痛，内犯脾胃而升降失常。兹仿桂苓甘露立法，嘱服 4 剂。

桂枝三钱，猪苓四钱，茯苓四钱，泽泻五钱，白术四钱，生石膏一两，滑石五钱，寒水石五钱，银花藤四钱，白花蛇舌草五钱。

1979 年 5 月 7 日二诊：寒邪深伏，经气受阻，则肢疼腰痛；伏寒化热，利下太过，而阴血潜耗，下利淋痛，上则口干、心烦；脉络失养，则拘挛掣痛；阴液不足，故日轻夜重。脉洪大滑数，重按久候乏力，尺中尤为虚细，舌淡苔厚腻而黏，根部淡紫无苔。此属伏寒化热，阴血耗损，虚实错杂之证。拟温经散寒、清热扶阳法。仿仲师猪苓汤合芍药甘草附子汤加减。

制川、草乌各六钱，蜂蜜三两（三味药先文火煎 2 小时，去渣取汁备用），猪苓五钱，滑石一两，姜汁黄连三钱，阿胶四钱（烊化，分 3 次入药），酒白芍八钱，炙甘草八钱，薏苡仁一两，白花蛇舌草一两，鲜芦根二两。

此次治疗，顺藤摸瓜，告知上方连服 4 余剂而愈，至今 5 年余未见复发。

痰迷案

代赵氏，女，58 岁，镇子公社。

1979 年 12 月 16 日初诊：神志失常三月余。当年 8 月因子与邻里争吵，继之则神志错乱，咯痰甚多质稠，妄言妄语，并反复提到受旁人欺辱、心烦、夜卧不安，甚则夜半出门乱跪、眼神呆顿，大便四五日一解且干燥坚硬如羊粪，口苦耳鸣，小便灼热，舌边尖红，脉弦滑数。脉证合参，此系肝郁化火，炼津为痰，痰火互结，蒙闭心窍。拟疏肝泻火、涤痰开窍。选礞石滚痰丸加味。

青礞石一两，沉香七分（冲 3 次），酒大黄三钱，黄芩四钱，生铁落一两（先煎），石菖蒲二钱，炙远志二钱，生姜四钱，柴胡二钱，白芍四钱，山栀仁四钱。

1979 年 12 月 20 日二诊：服上方 2 剂后，下大便坚硬者数十枚，继之则纯泻稀水 5～6 次；以后则神志恢复正常，喉间时有痰阻，仍感耳鸣，口苦，冲热，心悸，舌红少津，脉弦细数。治以育阴潜阳、安神定志以善其后。

白芍五钱，生地五钱，玄参五钱，生牡蛎一两，夏枯草四钱，白蒺藜四钱，炙远志二钱，砂仁一钱。

今随访：上方连服 7 剂后，诸症痊愈，以后再未复发。

【文评】一诊中用生姜、远志二药，一者取远志祛痰之用，二者定心气。生姜除逆气，下浊，开胸气，使寒降后，不至气再结阳分。痰火病，医多嫌姜温燥，但生姜开阳分诸位通道，可堪为佐。譬如痰火瘿瘤、乳癖，于软坚降火药中加姜，我所习用，以降痰火诸药，多在阴分，但病位又多于阳分，有时佐桂，有时添姜，使药至病所。二诊中，以远志、砂仁佐诸药中，而未以凉心清气药物为用。

腹痛案

何某，男，58 岁，农民，温江金马公社二大队第三生产队。

1956 年 8 月 4 日初诊：平素形体较虚，今日冒烈日来金马赶场购物。傍午突然发作剧烈腹痛，疼痛部位在脐及其周围，来诊时双手紧握痛处，呻吟呼号不已，面色青白，手足不温，未见呕吐下利，舌淡，苔白薄滑，脉沉细而迟，腹痛而寒，寒起于虚，气血本自匮乏，加以受热劳累，一时阴阳难免为之逆乱。拟补阴和阳、缓中定痛，治以芍药甘草附子汤。

白芍四钱，制附片二钱，炙甘草三钱。

【原按】《伤寒论》芍药甘草附子汤原为发汗后病不解，反恶寒的虚证而设。此方以附子温阳，芍药、甘草酸甘化阴，以药测证，可知此方具有补阴和阳的作用。本病由于平素气血不足，阴阳弄虚，加以冒日烦劳，以致气血阴阳一时逆乱，发为腹痛。面青、肢冷、脉迟为阳虚之候。形瘦、舌淡、脉细则又系营阴不足之证。此种证候最易与太阴病的腹痛相混淆，可知太阴腹痛当见"腹痛而吐，食不下，自利更甚"等症，而本病却亦无此等证候。故不用理中汤而选用芍药甘草附子汤，其中除寓有平调阴阳的意义外，尤妙在炙甘草一味起到甘缓心痛的作用。患者服药后未及半小时，腹痛即大为减轻；再进药1次，疼痛全无，健步返家。药能对证，桴鼓之应，一应于此。

【文评】桂枝汤方架调和营卫、温血肉、助中阳，芍药甘草附子汤则实营气、暖肌腠、缓筋急、祛客寒于阳分诸外位，较桂枝汤力量增大，位置更深，但仍是阳分方剂。此案较简单，处理上川椒一味都可缓解症状，方药中建中类、麻桂类、干姜类都可择而用之。不过此病来势突然，症状剧烈，知有外邪触扰，而患家本虚，芍药倍于附片，又有桂枝倍芍药汤之强效方架，自阴分而动气，得芍药收津水而渐祛阳分邪触，且温营益气，标本兼顾，虽温阳散寒方多可有效。

眩晕案（梅尼埃综合征）

陈某，女，42岁，温江地区邮电局职工。

1977年9月15日初诊：十余年来头晕头痛经常反复发作，发时如立舟车、摇晃欲倒，并见恶心呕吐，曾经温江地区医院诊断为"梅尼埃综合征"。一月前每晚恶梦纷纭，梦中大声吼叫，惊动四邻。近一周来，时感心中不适，头晕头痛，两天前突感心中难受，继觉周围环境转动，即闭目欲倒、恶心呕吐，随即卧床休息，至今仍感头晕神疲、不欲睁眼。平素腰痛，时而下肢颤动，口淡纳差，白带量多清稀如水，月经情况基本正常。小便短热，大便时溏，面色㿠白，形体中等，舌胖嫩而淡，苔白而滑，脉沉缓尺弱。

诊断：眩晕。

辨证：脾肾阳虚，水饮内停，上扰清阳。

治则：温阳化饮。

方药：真武汤加味。

制附片四钱，朱茯苓五钱，白术四钱，白芍四钱，法半夏四钱，淫羊藿四钱，枸杞三钱，生姜两片。

服上方2剂，眩晕未作，梦呓亦止，食欲渐增，二便调和。唯睡眠欠佳，嘱其再服上方2剂以巩固疗效。一月后随访，眩晕未作。

【原按】头晕头痛，眼花缭乱，轻者闭目即止；重者如坐舟车，旋转不定，摇晃散倒，且伴恶心呕吐，是谓中医的眩晕证。论其病因，实与风、火、痰、虚等有关。古人早有"诸风掉眩，皆属于肝""无痰不作眩""无虚不作眩""无火不作眩"和治疗当"治痰为先""治虚为主"等论述。临床所见，病况繁多，虚实互见，确需详为辨证施治，方能收到应有之效。本例眩晕脉证合参，当辨为脾肾阳虚、水饮内停、上扰清阳。《伤寒论》谓真武汤的主症为头眩、身瞤动、振振欲擗地。其描述与本例所见颇为相符，其他一些医学著作中亦有"肾虚头重身摇""饮家多作眩"等方面的记载。由患者平素腰酸痛，时而下肢动，白带量多清稀如水，口淡纳差，大便时溏，舌胖嫩而淡，苔白而滑，脉沉弱而缓，其人素体脾肾阳虚可知。盖肾为水火之脏，主化气而引水；脾为输津（精）之脏，主运化以制水。今脾肾阳虚，气化无权，运化失司，是谓阳微则伏饮。水饮内停，上干清阳，眩晕乃作；上凌于心，心气不宁，神不守舍，则梦呓频发；阳虚不能温煦经脉，故身𥆧动。胃为戊土，脾阳失运则致土虚木乘，肝气犯胃，胃失和降，故见恶心呕吐、神疲、面色㿠白、不欲睁眼等阳虚之象。小便短热而他处毫无热象，脉无实象可据，《内经》称"中气虚则溲便为之变"，为脾肾阳微、气化不及之征。综上所述，治宜温阳化饮，俾脾肾阳气得温，水饮自化，诸恙自除。拟仲景真武汤加味治之。因于肾阳不足，水气不能蒸化，聚而为饮，故主以附子之辛热，温补肾中阳气，以散水饮。主水虽在于肾，而制水则在于脾，何况今已见脾阳失运？故辅以白术之温运脾阳，补脾制水；附术合用，既能温壮脾肾阳气以化水饮，更能壮阳以增强温煦经脉之力；伍半夏之燥温和胃，茯苓之淡渗宁心，协白术健脾制水；以生姜之辛温，一则温胃散水，一则暖卫阳而煦经脉；复伍淫羊藿、菟丝子、枸杞，既助附温化之力，又补肾填精以充用之源，意"阳得阴助而生化无穷"。更妙在白芍之酸苦，一是柔肝以运脾，免其土虚木贼之害；一是取其和营之力，制约姜附之过于辛燥，传化饮而不耗阴，是亦阴阳互根，阳生阴长之义。全方共呈温阳化饮之功，与病机较为合拍，故能收到较好疗效。

中医学中的阴阳学说是指事物的根本对立的矛盾属性，用以说明人体结构、生理、病理现象的对立统一关系，同时也应用于辨证论治中作为分析疾病的纲领和确定治疗的根据。人体是一个有机整体，在生理状态下，体内阴阳处于相对的动态平衡，一旦这种动态平衡被破坏，便会出现阴阳的偏盛偏衰，产生病理现象。治疗疾病时，目的就在于调整阴阳的偏盛偏衰，即所谓"阳病治阴，阴病治阳"，使之在新的基础上达到相对的动态平衡，由病理状态向生理状态转化。本例的诊治，充分印证了此论的正确性。本例主症为眩晕，但究其根源在于机体脾肾的阳虚，由此而产生的一系列病理变化。"治当补其不足"，通过温补脾肾之阳的手段，消除了由阳虚产生的水饮和因水饮上扰所致的眩晕等症状，说明了临床必须牢牢掌握病机"谨察阴阳所在而调之，以平为期"，方能收到较好的疗效。

本病为脾肾阳虚之证，证候性质属于虚寒，其小便应见清长自利，今反见短赤。此种情况最易误会为湿热下聚。但既为湿热，他处必有与之相应的位证。遍审此病，他处并无热象，脉亦无实象可据，结合复习《内经》"中气不足，溲便为之变"以及"膀胱者，州都之官……气化则能出矣"等论述，足见本病小便不利，短热而黄，并非热象，实为肾阳不足，气化无权所致。由此可见，临床辨证不仅要知其常，同时还要知其变，关键在于熟悉基础理论，细致辨证施治，从而避免造成误诊。

【文评】此案作寻常阳虚水饮看，不难，唯有一细节可揣摩：一月前每晚恶梦纷纭，梦中大声吼叫，惊动四邻。若常规水饮结气，阻清阳升而致晕眩，梦寐中见恶事而惊、心气疲惫；若心气盛，则此变所结，必现阳位，而出诸外气病，如耳鸣、汗证。故戴尧天先生以"朱茯苓"（朱砂拌茯苓），可实阳精之时，又降阴浊，沉降其气；以淫羊藿、枸杞大实阴气，扶心气，强精神，此为妙处。诸公今治心，知参、芪、五味子、远志等扶助，此皆阳分药也。心之神气，别有一源，乃阴分精所实，心化用之气，人参主也，心化神之气，则阴精所资。

肤痒案

曾某，女，48岁，教师，永宁公社小学。

1977年11月10日初诊：平素体弱血虚，形容消瘦。一星期前感鼻塞，头昏，全身不适，口鼻及咽喉干燥，时感干咳，大便艰难，双下肢皮肤异常发痒（未见皮疹，只在搔破后出血结痂）。在当地用中西药治疗未效，舌淡，苔白薄，脉细涩。外燥伤血，血虚生风，治以养血润燥法。

荆芥三钱，杏仁三钱，炙紫菀三钱，打瓜蒌四钱，当归三钱，生首乌四钱，麻仁四钱，玄参五钱，麦冬四钱，甘草一钱，枇杷叶二两（去毛）。

后带其孙女来诊，谓日前服上方1剂后，诸症即明显减轻；服完2剂，即痊愈。并感叹地说："药不投方，怕你遍船装；药一投方，即轻易而愈。"

心悸案

张某，22岁，女，四川省温江县人，工人，入院日期：1990年6月，通讯处：省邮电电缆厂。

门诊初诊

主诉：心悸，胸闷痛。现病史：1989年9月发病住院，诊断为"风湿性心肌炎"。曾多处求医，服中西药治疗。现见头晕，心累，气短，噫气反酸，倦怠嗜睡，腑解不畅，小便黄，肢体痛。望诊：面色㿠白，精神疲惫，舌淡胖大，有细紫斑，苔白而黏。切诊：脉弦濡。辨证分析：心悸、心累气短乃因湿热生痰，痰饮上蔽心阳所致。上蔽清阳则见头晕，倦怠嗜睡；心络受阻则胸中闷痛，舌见细紫斑；痰饮不化则见舌淡胖大、苔白而黏；经络运行不畅，则肢体痛；痰饮犯胃，胃气上逆，则噫气反酸；犯肺则肺失肃降，而致腑解不畅。诊断：心悸（痰饮上蔽，心络受阻）。治则：温化痰饮，宽胸行气。处方：瓜蒌薤白半夏汤加减化裁。

薤白二钱，瓜蒌四钱，法半夏四钱，茯苓四钱，陈皮三钱，枳实三钱，苍术四钱，厚朴四钱，黄连二钱，竹茹二钱，丹参四钱，赤芍四钱。2剂。

【文评】悸因心气不降于阳分内位化用为内养之气，故凡悸者，无论水饮所凌、痰火所扰、心气所虚，皆此一因。去其水饮，是实其下；消其痰火，是调其中；补其心气，是固其上。累与气短，皆因不升浅位化用为外壮之气。此舌尖细紫斑，舌淡而胖大，阴气虚而阳分结气实，黄连所用，消其热？乃佐辛药去阳结。

入院复诊

入院日期：1990年6月4日。主诉：服药后，较平稳。现仍感心累，胸中痛有减轻，嗜睡，噫气反酸，面部上肢发痒，大便干，舌质胖嫩，苔白滑，脉弦濡。辨证：痰饮上蔽，心络受阻，肺失肃降，胃气上逆。处方：苓桂术甘汤合瓜蒌薤白半夏汤。

桂枝三钱，茯苓四钱，白术四钱，薤白三钱，法半夏四钱，陈皮三钱，瓜蒌四钱，枳实三钱，炙甘草四钱，竹茹二钱，大枣五枚，生姜八钱。2剂。

【文评】服药后"胸中痛有减轻"，乃去结气法奏效。然只平稳而未言余症明显改善者，未实阴气。现"面部上肢发痒，大便干"皆阳分逆气上透与阴热外透。

6月6日三诊：心悸、胸痛均有减轻，头昏，手背发细红疹，瘙痒，舌淡，苔白滑，脉濡缓。内蕴湿热之邪有外透之势，宜因势利导，宣之泄之。

白蒺藜四钱，荆芥三钱，蝉衣一钱，连翘四钱，炒山栀仁四钱，丹皮三钱，赤芍四钱，地肤子四钱，陈皮三钱，法半夏四钱，茯苓、茯苓皮各四钱，饭红豆八钱。2剂。

6月9日四诊：仍见发疹瘙痒，背部较多，心悸，胸闷（已不痛），午后较著，喉间咯痰不爽，大便间日一解，小便微黄，舌黏滑，脉濡缓。改以蠲痰开痹、通阳活络法。

苍、白术各四钱，桂枝三钱，茯苓四钱，法半夏四钱，化橘红三钱，薤白三钱，瓜蒌四钱，菖蒲二钱，胆南星三钱，甘草二钱，竹茹二钱，远志二钱。2剂。

6月11日五诊：药后一度头昏加重，旋即减轻，微感心悸，咯痰渐爽，眠食俱可，小便时黄，胁痛，胸胁仍感疼痛，舌边尖红，苔白黄而黏，脉濡。湿热滞阻经络，痰饮盘踞，治以蠲痹汤加减。

白蒺藜四钱，秦艽三钱，豆卷四钱，法半夏四钱，炒山栀仁四钱，防己三钱，茯苓四钱，化橘红三钱，银花藤四钱，丝瓜络四钱，益元散六钱（布包），嫩桑枝八钱。2剂。

6月13日六诊：头昏身困，嗜睡，便溏日2次，泛呕，胸痛消除，微感心悸，舌边较红，苔薄黄而黏，脉濡。湿阻清阳，脾胃受制，治以藿朴夏苓汤加减。

藿香三钱（后下），厚朴四钱，法半夏四钱，茯苓四钱，陈皮三钱，白蔻仁二钱，炒泽泻四钱，白芷四钱，薏苡仁五钱，苍、白术各四钱，防风三钱，益元散八钱（布包）。2剂。

6月19日七诊：头昏，胸闷，心累，噫气，咯痰，便溏不爽，舌正常，苔白滑而黏，脉濡细沉滞有滑象。湿痰阻胸，胃失和降，治以苓桂术甘汤合瓜蒌半夏汤。

茯苓五钱，法半夏五钱，白术四钱，桂枝二钱半，陈皮三钱，桔梗三钱，枳实三钱，薤白三钱，瓜蒌四钱，炙甘草二钱，竹茹二钱，大枣五枚。

6月20日八诊：现感胸闷，心累，头昏，噫气，下肢少汗红疹，舌边红有齿痕，苔白滑而黏，脉滑，大便二日未解。湿痰困阻，心阳受制，治以苓桂术甘汤加味。

茯苓五钱，桂枝四钱，白术四钱，法半夏五钱，陈皮三钱，枳实三钱，苦杏仁三钱，薏苡仁五钱，砂仁二钱，炒枣仁三钱，远志三钱，竹茹二钱。1剂。

6月21日九诊：噫气较频，心累有减，胸痛亦减，入夜胸闷加重，喉中有痰，咯痰不爽，便溏，日行1次，舌胖苔白黏，脉缓滑、时结代。湿痰盘踞，阻滞经络，胃失和降，方用温胆汤加减。

法半夏八钱，茯苓八钱，陈皮三钱，化橘红三钱，苦杏仁三钱，炒枳实三钱，竹茹三钱，薏苡仁五钱，桔梗三钱，薤白三钱，瓜蒌四钱，生姜八钱。2剂。

6月23日十诊：前日感受时邪，风湿伏暑，头昏身重，肢节疼痛，鼻塞清涕，发热汗出，恶心呕吐，舌淡，边红，苔白黏，脉濡缓，治以藿香正气散加减。

藿香三钱，紫苏三钱，白芷三钱，厚朴四钱，法半夏四钱，茯苓四钱，陈皮三钱，白蔻仁二钱，苍术四钱，防风三钱，薏苡仁五钱，六一散八钱（布包）。2剂。

6月25日十一诊：外邪稍轻，舌淡，苔白腻黏，脉缓濡，治以藿朴夏苓汤加减。

藿香三钱，杏仁三钱，法半夏四钱，茯苓四钱，厚朴四钱，白蔻仁二钱，薏苡仁五钱，陈皮三钱，炒扁豆四钱，桔梗三钱，豆卷四钱，冬瓜仁四钱。2剂。

6月26日十二诊：外邪尽解，暑湿未尽，心悸短气，便溏，身黄，舌边红，舌苔白薄，脉细濡，治以东垣清暑益气法。

黄芪八钱，正党参八钱，五味子二钱，麦冬二钱半，当归三钱，云茯苓四钱，白术四钱，法半夏四钱，陈皮三钱，柴胡二钱，升麻二钱，益元散八钱。2剂。

6月28日十三诊：头昏思睡，身倦乏力，咳吐稀痰，纳差，膝关节酸痛，微感心悸胸痛，便溏，尿黄，舌淡，苔白微腻，脉濡。湿困表里，中气不足。治宜祛湿蠲痰、健脾益气，四君合苍白二陈汤主之。

正党参八钱，苍、白术各四钱，云苓四钱，法半夏四钱，生薏苡仁五钱，杏仁三钱，化橘红三钱，桔梗三钱，藿香三钱（后下），冬瓜仁四钱，荷叶四钱，炒益元散八钱（布包）。2剂。

6月30日十四诊：纳增，睡眠好转，膝痛除，仍心悸，左胸痛，午后较甚。舌脉如前，治以苓桂术甘汤加味。

茯苓八钱，法半夏四钱，桂枝二钱半，白术四钱，薏苡仁五钱，陈皮三钱，正党参八钱，薤白三钱，瓜蒌四钱，炙甘草四钱，丝瓜络四钱。2剂。

7月2日十五诊：胸闷，头昏，舌边偏红，苔白薄滑，脉濡缓。湿阻心阳，当温化通阳，治以上方化裁。

桂枝二钱半，白术四钱，茯苓四钱，荷叶四钱，蔓荆子三钱，芥穗一钱，炒川芎二钱，白芷二钱，防风二钱，炙甘草二钱。2剂。

7月4日十六诊：头昏鼻塞，肢节酸痛，心累，胸闷，喉间咯痰不爽，小便时见微黄，咽干，不思饮，舌偏红，苔白滑而黏，脉浮滑。此为风邪外袭之象，法当疏风兼祛湿蠲痰。

香淡豉四钱，薄荷三钱，广藿香三钱，净连翘四钱，薏苡仁五钱，杏仁三钱，桔梗三钱，秦艽三钱，白蒺藜四钱，银花藤四钱，瓜蒌壳四钱，化橘红三钱，葱白五节。2剂。

7月10日十七诊：前方连服4剂，仍鼻塞清涕，微咳，心累（不甚剧），胸闷，噫气，泛呕，发热午后较甚，自汗，小便色黄，便溏，日1次，肠鸣，舌淡，苔白黏，中心有细红点，脉缓濡，时感心烦，关节酸痛。外风夹暑，湿多于热，宜藿朴夏苓汤加减。

豆卷四钱，紫苏三钱，防风三钱，苍、白术各四钱，法半夏四钱，茯苓四钱，白豆蔻二钱，炒陈皮三钱，藿香三钱，秦艽三钱，泽泻四钱，杏仁三钱，益元散八钱。2剂。

7月12日十八诊：感冒兼暑，上方以祛风化湿兼清暑热为治，药后清涕、泛呕、便溏、自汗、午后发热等症均已减除。现感鼻塞，微咳，咽干，不思饮水，时感头昏，气短尿黄，大便已二日未解，舌淡，苔白滑，上布黏涎，脉濡缓。外邪渐去，暑湿已轻，目前宜继续疏解余邪，待外邪尽去，再拟善后方治。拟辛凉芳淡法。

香淡豉四钱，薄荷三钱，连翘四钱，炒山栀仁四钱，藿香三钱，杏仁三钱，桔梗三钱，瓜蒌壳四钱，花木通一钱，薏苡仁五钱，辰砂益元散八钱，干芦根四钱。2 剂。

7 月 14 日十九诊：辛凉芳淡法效力不显，头昏，心烦，呕恶，噫气，便溏（已下利 2 次），腹痛，尿黄，量少，舌边红，苔白微见黏腻，脉滑数、关大。湿邪内困太阴阳明，液降失司，治以胃苓汤加减。

桂枝三钱，白术三钱，茯苓四钱，猪苓三钱，炒泽泻四钱，厚朴四钱，白豆蔻二钱，陈皮三钱，苏、藿梗各三钱，砂仁二钱，法半夏四钱，木香三钱。2 剂。

7 月 16 日二十诊：左胸闷胀，自汗，噫气，微呕，夜间咳甚，少痰，纳差，便溏，日 1 解，腹痛，尿时黄，舌淡苔白滑，脉弦滑。暑湿困重，脾胃升降失调，心阳受制，肺失肃降，治以东垣清暑益气汤加减。

炙黄芪一两，党参八钱，白术四钱，茯苓四钱，炒泽泻四钱，白蔻仁二钱，广木香三钱，当归三钱，桂枝三钱，五味子二钱，麦冬四钱，法半夏四钱，北细辛一钱，干姜三钱，辰砂益元散七钱。2 剂。

【文评】从阳分降的方法，理完外位，唯干姜可使阴气下济，此伤寒之法。

7 月 20 日二十一诊：咳止，大便转干，腹不痛，但感头昏，心悸，短气，胸闷，肩、膝关节及肌肉酸痛，小便微黄，舌边红，苔白滑，脉濡缓，古谓"短气有微饮"。由于痰饮上逆，胸阳受制，故有短气、胸闷、心悸等症。痰由湿生，湿流关节，故见肢节肌肉酸痛。治法当以温化痰饮、祛湿开痹为主，苓桂术甘汤合瓜蒌薤白汤为治。

桂枝二钱半，茯苓八钱，法半夏五钱，薤白三钱，瓜蒌四钱，秦艽三钱，薏苡仁五钱，苍、白术各四钱，炒川芎二钱，防风三钱，防己四钱，炙甘草二钱。2剂。

【文评】此或不止痰饮所逆，阳分气弱，外达无力，欲升不得，降而浊泛，以致郁闷及筋肉不舒。

7月23日二十二诊：各患均有减轻，但感头昏，短气，右肩臂及右膝关节酸痛，小便微黄，苔白滑，脉濡缓。效不更方，原方稍予化裁。

桂枝二钱半，苍、白术各四钱，茯苓四钱，防己四钱，木通三钱，法半夏四钱，打瓜蒌四钱，薤白三钱，秦艽三钱，丹参四钱，鸡血藤四钱，炙甘草二钱，炒川芎三钱。2剂。

7月26日二十三诊：胸闷较轻，眠食尚可，二便正常。唯时感心悸，多见于情绪紧张之际，舌苔中心泛白微腻，脉濡缓，中十余至见一结代。心气仍虚，余湿未尽，拟益心气、通心阳、祛余湿，东垣清暑益气汤加减主之。

炙黄芪一两，党参八钱，苍、白术各四钱，法半夏四钱，桂枝二钱半，云茯苓四钱，麦冬四钱，当归四钱，升麻二钱，柴胡二钱，陈皮三钱，丹参四钱，炙甘草二钱。2剂。

7月27日二十四诊：前药服1剂，感心中及两胁牵引掣痛，心动则悸，舌边如浅锯齿状、质红，苔白中心略腻，眠食尚佳，脉弦滑中兼见结代。前药升阳太过，心阴不足，改以仲景炙甘草汤论治。

太子参八钱，麦冬四钱，生地六钱，阿胶珠三钱，桂枝三钱，当归三钱，麻仁四钱，丹皮三钱，生牡蛎一两，炙甘草二钱，生麦芽二钱，红枣五枚，甜汤每服加一小匙。3 剂。

7 月 30 日二十五诊：头昏，心悸，短气，小便色黄，多汗，手足心热，大便不爽，舌边光红，苔白微腻，脉似结代。兼有暑邪，当顾气津，王氏清暑益气汤加减。

太子参五钱，麦冬四钱，黄连二钱，炒知母三钱，白蔻仁二钱，石斛四钱，藿梗三钱，荷叶四钱，扁豆四钱，竹心二十根，西瓜皮三两，辰砂益元散八钱。两 2 剂。

8 月 3 日二十六诊：前药共进 4 剂。8 月 1 日开始患感冒，初起恶寒，现在则但热不寒，汗出，关节痛，肌肉酸痛，鼻塞咳嗽，时咯黄稠痰（现为清痰），咳后呕恶，尿黄，仍心悸，短气。昨来月经，基本正常。舌边光红，苔白，中心微腻，脉濡滑。此属湿郁肌表，脾湿生痰，肺胃失降之候，治以苍白二陈汤加减。

苍、白术各四钱，法半夏四钱，茯苓四钱，化橘红三钱，苦杏仁三钱，防己四钱，秦艽三钱，藿香三钱，荷、桑叶各四钱，白蔻仁二钱，木通三钱，滑石六钱，薄荷三钱。2 剂。

8 月 16 日二十七诊：情况一直较稳定，仅略感心累。昨日胸闷又见加重，短气，心悸，眠差，苔白滑中心腻，脉弦细而滑。心阳仍为湿阻，当通阳祛湿、开痹安神，用瓜蒌薤白半夏汤加味。

瓜蒌五钱，薤白三钱，法半夏四钱，茯苓四钱，炙远志二钱，丹参四钱，炒枣仁三钱，石菖蒲三钱，郁金三钱，竹茹二钱，广皮三钱，桂枝三钱。4剂。

8月20日二十八诊：胸闷减，眠佳，肤发痒起疹，色细红，头昏，心悸，大便干燥，舌淡，苔白滑，脉滑而缓。湿郁肌表，心气不足，治以疏风祛湿、通阳开痹法。

荆芥三钱，白蒺藜四钱，地肤子四钱，薏苡仁五钱，粉丹皮三钱，赤芍四钱，蝉衣一钱，白鲜皮四钱，薤白二钱，打瓜蒌四钱，连翘四钱，饭红豆八钱。2剂。

8月22日二十九诊：皮疹大部消退，只手臂尚存少许，仍心悸，左胸闷胀，眠差，大便不畅，舌边偏红，苔白滑、中心略腻，脉弦濡，右寸滑。肺气肃降失职，心阳蔽阻，痰湿郁滞未化，仿三仁汤意之法。

薏苡仁五钱，苦杏仁三钱，法半夏四钱，薤白三钱，石菖蒲三钱，炙远志二钱，厚朴四钱，郁金三钱，瓜蒌四钱，白豆蔻二钱，朱茯神四钱，花木通一钱，竹茹二钱。2~4剂。

8月27日三十诊：心悸，午后及夜间为甚，左胸时感针刺样疼痛并有闷胀感，口微苦，纳差，微有嗳气，带下时稀时稠，睡眠差。多梦，舌边红，苔白滑，中心略腻，脉右寸滑大，左弦数。上焦郁热，湿困心阳，痰热互结，心神受扰。治以栀豉半夏汤加味。

香淡豉四钱，炒山栀子四钱，秦艽三钱，银花藤四钱，白蒺藜四钱，法半夏四钱，朱茯神四钱，炙远志二钱，防己四钱，竹茹二钱，夜交藤四钱，鲜竹心二十根。2剂。

8月31日三十一诊：左胸闷胀较甚，时感隐痛，心悸。头昏，喉间积痰，咯吐颇利。左手震颤，渴思饮水，噫气（较轻微），二便基本正常。睡眠多梦，舌稍胖，边有齿痕，苔白而黏，脉右寸沉伏，左寸弦滑而数，左关弦大。脉证综合，都缘湿郁生痰，阻滞心阳，心血不足，筋脉失养而致动风。拟祛湿蠲痰、通阳开痹，佐以养血柔筋、平肝息风。

法半夏四钱，朱茯苓四钱，石菖蒲三钱，炒陈皮三钱，胆南星二钱，丹参四钱，薤白三钱，瓜蒌四钱，白芍五钱，竹茹二钱，郁金三钱，生牡蛎八钱。2～4剂。

9月4日三十二诊：日来除胸闷、心悸、眠差外，更见头昏身倦，泛呕，微咳，噫气，腹满，时痛，痛则泄泻日2次，肠鸣，尿黄。舌淡，中心苔白而腻，脉右濡，左弦滑。脉证相参，显系湿阻心阳，内困肠胃，三焦通调失司所致。目前当以芳淡和中、通宣三焦为主。

杏仁三钱，薏苡仁五钱，白蔻仁二钱，藿梗三钱，郁金三钱，石菖蒲三钱，厚朴四钱，法半夏四钱，茯苓四钱，大腹皮四钱，广木香三钱，炒泽泻四钱，白术四钱，陈皮三钱。2剂。

9月6日三十三诊：头昏，咽痛（扁桃体红肿），心悸，胸闷较轻，大便间日一解，欲便先痛，微咳，尿微黄，舌边红，苔白腻，中心微黄，脉弦濡。湿热内蒸，肺失宣降。治以甘露消毒丹加减。

牛蒡子三钱，薄荷三钱，射干三钱，广豆根三钱，广马勃一钱，连翘四钱，杏仁三钱，白蔻仁二钱，炒山栀仁四钱，淡豆豉四钱，藿香三钱，碧玉散八钱。2剂。

【文评】"腹满，时痛，痛则泄泻"在上案言阴浊透出，向好之象。此渐咽痛，欲便先痛，更坚此见。戴尧天先生一直理于阳分，从阳分处理阴分邪气，必有阴分振热而出，始阳分气安，方能降顺，从对此患身体、病情掌握来看，见腹部、咽部症状，知常变非此，故觉阴分始有转机之象。

9月8日三十四诊：咽痛减，仍胸闷，心悸，口干思饮，心烦眠差，尿黄，便干，腹微痛，咽尚红肿，舌边红，苔白，脉濡数。宗前法化裁。

香淡豉四钱，山栀仁四钱，广豆根三钱，银花藤四钱，净连翘四钱，天花粉四钱，葶苈子三钱，麦冬四钱，桔梗三钱，玄参五钱，冬桑叶四钱，丹皮三钱，生甘草二钱。2剂。

9月10日三十五诊：昨发热，汗出，咽痛，时咳稠痰，尿微黄，大便未解，正值经期，色量基本正常，渴思热饮，舌苔白腻，脉濡数。原方化裁。

薄荷三钱（后下），葶苈子三钱，荆芥三钱（后下），连翘四钱，银花藤四钱，马勃一钱（布包），杏仁三钱，黄芩四钱，浙贝母三钱，桔梗二钱，生甘草二钱，干芦根四钱。

【文评】此阴分浊变，尽有途路可现，病机反而愈简单。

9月12日三十六诊：热退汗自去，喉间不利，痰阻不爽，微感心悸，腑行不爽，纳差，泛呕，口干思饮，尿时黄，舌边红略呈锯齿状，苔腻（呈灰黑，系服药所致），脉缓滑而软。湿郁生痰，上焦伏热，治以原方加减。

香淡豉四钱，炒山栀子四钱，连翘四钱，杏仁三钱，冬瓜仁四钱，法半夏四钱，桔梗二钱，白蔻仁二钱，薏苡仁五钱，藿香梗三钱，花木通一钱，干芦根五钱。2剂。

9月15日三十七诊：今夜又复发热汗出，咽痛减，但仍感不利，心悸，时胸闷，尿黄，大便较畅，舌边红，苔白黄而腻，脉滑数，左弦濡数。唯湿热偏重，当以芳化淡渗为主。

豆卷四钱，葶苈子三钱，广藿香三钱，杏仁三钱，白蔻仁二钱，薏苡仁五钱，连翘四钱，法半夏四钱，茯苓四钱，淡竹叶二钱，滑石六钱，花木通一钱，厚朴四钱。2剂。

【文评】脉滑数，此邪透于气分。

9月17日三十八诊：热退，喉不再痛，精神较好。唯喉间有痰，微感胸闷心悸，腑行不爽，尿微黄，舌边红，苔薄黄腻，脉缓滑。湿热余邪未尽，原方化裁再进。

杏仁三钱，郁金三钱，薏苡仁五钱，法半夏四钱，茯苓四钱，化橘红三钱，广藿梗三钱，白蔻仁二钱，滑石六钱，薤白三钱，瓜蒌四钱，花木通一钱。2剂。

9月19日三十九诊：口鼻干燥，心跳加快，胸闷，噫气，咯痰黄稠，头昏晕，夜间尿黄，大便干燥，舌边红，苔白腻少津，脉濡滑数。内蕴湿热，更感秋令燥邪，两相纠结，肺胃气机上逆，治以桑菊饮加减。

杏仁三钱，瓜蒌壳四钱，浙贝母四钱，薏苡仁五钱，花木通一钱，滑石六钱，花粉四钱，芦根四钱。2剂。

【文评】见津伤证，则又透一层也，此前之所谓燥，皆未分化之浊阻，此阳分真燥而现，知阴气方苏。

9月21日四十诊：心悸，微感胸闷，唇干，昨至今未得大解，舌边红，苔薄黄，脉弦数，右寸略滑。痰热上阻，燥邪伤津，治以原方化裁。

北沙参四钱，香淡豉四钱，炒山栀仁四钱，肥玉竹四钱，苦杏仁三钱，瓜蒌仁四钱，浙贝母四钱，大麻仁四钱，连翘四钱，麦冬四钱，冬桑叶四钱，薄荷三钱。2剂。

9月24日四十一诊：仍微感心悸，胸闷，口干思饮，尿黄，咳嗽清痰、量中等，舌边光红，苔薄黄，脉细数，右寸滑数。燥郁化热，肺失宣降，加减为治。

北沙参四钱，麦冬四钱，炒山栀仁四钱，淡豉四钱，连翘四钱，广豆根三钱，葶苈子三钱，射干三钱，杏仁三钱，桔梗二钱，瓜蒌壳四钱，浙贝母四钱，冬桑叶四钱。2剂。

【文评】细数之脉，知阳分之燥，又深一层。

9月26日四十二诊：扁桃体红肿痛，胸闷，心悸，头昏，唇干，尿微黄，苔白腻黏，舌边光心，脉滑数。燥邪渐平，湿热内蒸，拟清化平燥并进。

葶苈子三钱，薄荷三钱（后下），连翘四钱，淡豉四钱，炒栀仁四钱，杏仁三钱，薏苡仁五钱，花木通一钱，广马勃一钱（布包），射干三钱，藿香三钱（后下），干芦根五钱，碧玉散八钱。2剂。

9月28日四十三诊：咽痛等恙均显著减，唇干，舌红，苔白腻微黄，脉细濡。燥从湿化，燥虽渐平，而湿热未清，原方化裁。

豆卷四钱，炒山栀仁四钱，连翘四钱，薏苡仁五钱，炒知母三钱，麦冬四钱，杏仁三钱，瓜蒌壳四钱，冬桑叶四钱，玉竹四钱，花木通一钱，北沙参四钱。2剂。

9月29日四十四诊：药未尽剂，腹部作痛，但不剧，能食，唇干，肌肤作痒，微感心悸，胸闷，已未见胸痛症状，苔微黄腻，舌边略见齿痕，脉缓濡滑。此属湿滞表里之象，拟清络饮加减以搜剔余邪。

豆卷四钱，薏苡仁五钱，地肤子四钱，杏仁三钱，白蔻仁二钱，花木通一钱，炒扁豆四钱，银花四钱，滑石六钱，石斛四钱，丝瓜络四钱，藿梗三钱。2剂。

【文评】肤痒之症，可知阴分虽所伏邪外透，但仍未尽，后当凉其血而解其毒。

10月3日四十五诊：心悸，左胸闷，头昏，余尚正常，舌边红，脉缓。湿热余邪留连，心气受其痹阻。治以清通开痹法。

五加皮四钱，茯苓四钱，石菖蒲三钱，大豆卷四钱，瓜蒌壳四钱，银花藤四钱，炒山栀仁四钱，藿香梗三钱，杏仁三钱，薤白二钱，板蓝根四钱，薏苡仁五钱，花木通一钱。2剂。

10月5日四十六诊：左胸闷痛加重，舌边偏红，苔白黏，脉细缓，右寸略滑。原方加减再进。

豆卷四钱，五加皮四钱，法半夏四钱，茯苓四钱，防己四钱，板蓝根五钱，秦艽三钱，木通三钱，杏仁三钱，薏苡仁五钱，瓜蒌壳四钱，桔梗二钱。2剂。

10月8日四十七诊：左胸痛减，微感胸闷，头昏，时感泛呕，噫气，便溏，舌边红有齿痕，苔白滑，脉弦濡细。中焦湿固，痰凝气逆，治以三仁汤加减。

杏仁三钱，薏苡仁五钱，白蔻仁二钱，法半夏四钱，茯苓四钱，陈皮三钱，厚朴四钱，花木通一钱，五加皮四钱，藿香梗三钱，怀山药五钱，银花藤四钱，生麦芽二钱。2剂。

10月12日四十八诊：胸痛止，噫气泛酸等恙告除，唯感胸闷，心悸（轻度），时口干，尿黄，大便一日未解，舌象如故，脉细濡缓。湿热结毒，痹阻心气，仿前法加减。

五加皮四钱，茯苓四钱，银花藤四钱，大豆卷四钱，杏仁三钱，法半夏四钱，白蔻仁二钱，花木通一钱，炒山栀仁四钱，炒陈皮三钱，竹茹二钱，枳实三钱，干芦根四钱。2剂。

10月18日四十九诊：胸闷，下肢关节疼痛，口干，舌淡，边缘齿痕较减，苔白滑，脉弦濡。

豆卷四钱，防己三钱，秦艽三钱，木通三钱，薏苡仁五钱，威灵仙三钱，杏仁三钱，银花藤四钱，白蒺藜四钱，海桐皮三钱，五加皮四钱，丝瓜络四钱。2剂。

10月22日五十诊：胸部仍感胀闷，时感心悸，舌边仍见齿痕，苔白滑，脉缓濡，但较有神。拟通阳化湿、通络和营。

薤白二钱，瓜蒌壳四钱，豆卷四钱，杏仁三钱，薏苡仁五钱，郁金三钱，菖蒲三钱，花木通一钱，五加皮四钱，银花藤四钱，秦艽三钱，白蒺藜四钱。2剂。

10月24日五十一诊：胸闷，心悸，头昏，咽痛，口干，舌红，苔白，脉濡滑数。热郁湿滞，心气受阻，治以原方加减。

淡豆豉四钱，炒山栀仁四钱，板蓝根四钱，广豆根三钱，葶苈子三钱，薤白二钱，打瓜蒌四钱，射干三钱，五加皮四钱，杏仁三钱，桔梗二钱，甘草二钱，干芦根四钱。2剂。

10月26日五十二诊：胸闷，昨月经来潮，腹胀腰痛，心累，唇干红，眠差梦多，大便干燥，舌尖红，苔白滑，脉濡数，感受秋燥，治以葳蕤汤加减。

白薇三钱，玉竹四钱，淡豆豉四钱，山栀仁四钱，薄荷三钱，连翘四钱，杏仁三钱，丹皮三钱，瓜蒌四钱，麻仁四钱，竹茹二钱，麦冬四钱。2剂。

11月6日五十三诊：左胸闷痛，口干思饮，大便干燥，舌边偏红，苔薄黄少津，脉弦细数，燥伤气津，治以桑杏汤加减。

杏仁三钱，化橘红三钱，麦冬四钱，麻仁四钱，打瓜蒌四钱，香豉四钱，薄荷三钱（后下），连翘四钱，北沙参四钱，冬桑叶四钱。2剂。

11月15日五十四诊：胸闷，左眼模糊，心悸，噫气，口干喜饮，鼻塞，夜手足心冷汗出，脉沉细，舌边缘齿痕，质红，苔白微黏。阴虚津伤，肝胃失调，加减葳蕤汤治之。

玉竹四钱，白薇三钱，薄荷三钱（后下），麦冬四钱，北沙参四钱，白芍四钱，桔梗三钱，枳壳三钱，玄参五钱，川楝子四钱，连翘四钱，冬桑叶四钱。2剂。

11月23日五十五诊：心悸，动则加剧，手足心仍有微汗，右手背肿痛，舌边齿痕，偏红，苔白滑，脉滑结代。气阴两伤，心气不足，治以炙甘草汤加减。

太子参五钱，生地八钱，麦冬四钱，桂枝三钱，生龙、牡各一两，阿胶四钱（蒸化），丹参四钱，秦艽三钱，白蒺藜四钱，银花藤四钱，炙甘草三钱，大枣五枚。4剂。

11月27日五十六诊：胸闷，口干思饮，心悸略减，手足心汗止，舌边如锯、质红，苔白腻黏，脉沉缓濡，月经过期。治以补中益气汤加减。

太子参五钱，白术四钱，薤白三钱，瓜蒌四钱，法半夏四钱，升麻二钱，柴胡二钱，茯苓四钱，陈皮三钱，制香附四钱，桂枝三钱，炙甘草二钱。2剂。

11月29日五十七诊：晨起鼻塞，头昏，喉间有痰，口中味甘，便溏，日1次，纳差，脘闷，嗳气不爽，胸闷，心悸，小便微黄，月经仍未如期而至，胁胀，小腹时感隐痛，微有白带，舌边红，苔偏右略黄腻，脉右寸滑数，左濡缓滑。脾湿胃逆，风邪上受。月信将至，治以疏风和胃、祛湿调经，香苏散加减主之。

紫苏三钱（后下），制香附四钱，炒陈皮三钱，法半夏四钱，薄荷三钱（后下），防风三钱，苍、白术各四钱，炒川芎二钱，当归三钱，茯苓四钱，白芷二钱，生姜八钱。2剂。

12月1日五十八诊：经期量较多、鼻塞、嗳气、味甘等恙均除，仍心悸胸闷，手时颤抖，齿龈肿痛，舌红，苔白，脉缓濡寸弱。拟益心气、和胃调经为治，丹栀逍遥散加减。

太子参四钱，白术四钱，茯苓四钱，白芍四钱，炒山栀仁四钱，丹皮三钱，丹参四钱，陈皮三钱，制香附四钱，柴胡一钱，益母草四钱，薄荷三钱（后下），甘草二钱。2剂。

12月4日五十九诊：经期四日未尽，齿龈微痛，口干思饮，手颤抖（较轻），头昏，纳稍差，舌边齿痕，边红，苔白，脉左弦数，右濡数，仍胸闷，心悸较轻。宗前法小变之。

柴胡一钱，薄荷二钱（后下），白术四钱，茯苓四钱，丹皮三钱，炒栀仁四钱，白芍四钱，当归三钱，制香附四钱，丹参四钱，甘草二钱，益母草四钱。2剂。

12月6日六十诊：胸闷，心悸减轻，泛呕，手颤，口干，唇肿，月经将净。舌边齿痕如故，质偏红，脉寸沉，左弦略，太阴阳明合邪（病），湿郁热蒸，宗前法小变之。

制香附四钱，丹皮三钱，炒山栀仁四钱，丹参四钱，法半夏四钱，茯苓四钱，炒陈皮三钱，柴胡一钱，薄荷二钱（后下），白术四钱，益母草三钱，白芍五钱。2剂。

12月10日六十一诊：微心悸，胸闷未减，泛呕，大便时溏，舌边偏红，苔白滑，中心略腻，脉濡细缓。拟渗湿运脾、和胃通阳。

藿梗三钱，法半夏四钱，白蔻仁二钱，厚朴四钱，茯苓四钱，陈皮三钱，白术四钱，薏苡仁五钱，花木通一钱，扁豆四钱，荷叶四钱，丝瓜络四钱。2剂。

12月12日六十二诊：胸闷、心悸、泛呕等恙均基本消失，但感头昏纳呆，便溏，日1次，舌边仍偏红，苔白滑，中心略腻，脉细缓。仍宗前方化裁。

法半夏四钱，陈皮三钱，茯苓四钱，白蔻仁二钱，炒扁豆四钱，薏苡仁五钱，藿梗三钱，白术四钱，荷叶四钱，升麻二钱，花木通一钱，厚朴四钱。2剂。

12月15日六十三诊：微感心悸，头昏晕，泛呕，腹时胀痛，大便不爽，纳差，舌苔白滑，脉细缓。责之脾运不健，胃失和降，治以香砂六君汤加减。

泡参（南沙参）四钱，白术四钱，茯苓四钱，法半夏四钱，砂仁二钱，炒陈皮三钱，广木香三钱，大腹皮四钱，甘草二钱，生姜八钱，蔓荆子三钱，荷叶四钱。2剂。

12月17日六十四诊：仅尚感头昏、心悸，余患均告消除，舌边偏红，齿痕渐平，苔白滑，中心略腻，脉细缓而滑。此属脾虚湿困、心气不足之征，仍当前法进退。

太子参四钱，怀山药五钱，白术四钱，茯苓四钱，绿叶麻[4]二钱，法半夏四钱，荷叶四钱，陈皮三钱，砂仁二钱，扁豆四钱，蔓荆子三钱，甘草二钱。2剂。

12月19日六十五诊：昨晚左胸持续半小时闷痛，纳差，腹胀，余正常，舌边齿痕更趋平复，苔白滑，中心略腻，脉右沉细、左沉滑。仍系气虚痰困之象，原方化裁。

白术四钱，茯苓四钱，法半夏四钱，薤白二钱，打瓜蒌壳四钱，陈皮三钱，砂仁二钱，紫苏三钱（后下），甘草二钱，建曲三钱，泡参四钱，生姜八钱。2剂。

1991年1月5日六十六诊：近日患感，咳嗽少痰，胸闷，心悸又见加重，月经过期未行，小腹时感隐痛，纳差，噫气，二便如常，舌正，苔薄腻，微黄，脉右寸略浮而滑，左弦。风邪犯肺，湿郁痰阻，治以香苏散加减。

紫苏三钱，薄荷三钱，香淡豉四钱，制香附四钱，陈皮三钱，山栀仁四钱，杏仁三钱，桔梗三钱，枳壳三钱，法半夏四钱，茯苓四钱，甘草二钱。2剂。

1月7日六十七诊：月经于昨日来潮，色、量均正常，小腹已不作痛。唯感头昏身重，胸闷心悸，噫气泛呕，小便时黄，胃纳欠佳，舌边红，苔白滑，脉濡缓。湿困清阳，胃失和降。治以祛湿通阳、和胃调经之剂。

丹皮三钱，制香附四钱，炒山栀仁四钱，法半夏四钱，苦杏仁三钱，白蔻仁二钱，炒陈皮三钱，苏、藿梗各三钱，薏苡仁五钱，花木通一钱，防风三钱，白芷二钱，益母草四钱。2剂。

---

[4] 经求教代守忠老师，绿叶麻为温江本地对扁豆花的俗称。

1月11日六十八诊：月经已净，现感头昏眩，胸闷较轻，心仍悸，多梦，时泛呕，多痰，胁胀，舌边微见齿痕，苔白滑，脉细缓。原方加减。

苏、藿梗各三钱，法半夏四钱，茯苓四钱，制香附四钱，陈皮三钱，苍术四钱，厚朴四钱，砂仁二钱，续断四钱，川芎二钱，防风三钱，生姜八钱。2剂。

1月16日六十九诊：各恙如前，唯痰已尽除，苔白薄、质正，边尚有轻度齿痕，脉沉细。湿郁酿痰，胸阳受阻，治以蠲痰通阳法。

薤白二钱，打瓜蒌四钱，法半夏四钱，茯苓四钱，炒陈皮三钱，郁金三钱，制香附四钱，苏、藿梗各三钱，丹参四钱，炒川芎三钱，桂枝三钱，竹茹二钱。2剂。

1月18日七十诊：静则胸闷（偏左），仍心悸，头晕欲倒，微噫气，大便略溏，舌显胖大，色红而焦，苔白薄滑，边缘齿痕，脉沉濡涩。湿痰未尽，心阳仍然痹阻，法当继续宣痹通阳，苓桂术甘汤加味主之。

茯苓五钱，桂枝三钱，白术四钱，法半夏四钱，炒陈皮三钱，当归四钱，丹参四钱，薤白二钱，瓜蒌壳四钱，甘草二钱，炒川芎二钱。4剂。

1月23日七十一诊：胸闷，心悸，每夜腹痛，痛则便溏，带下多，舌正常，苔白黏，脉沉濡细。六君子汤加减主之。

太子参四钱，白术四钱，茯苓四钱，法半夏四钱，陈皮三钱，砂仁二钱，木香三钱，续断四钱，甘草二钱，桂枝三钱，丹参四钱。14剂。

2月6日七十二诊：胸闷消失，每夜入睡未感心悸较甚，月经如期而至，色量正常，现月经将尽，舌边又见齿痕，质偏红，苔白，脉沉细而濡。法当调经理气、养心通阳。

柴胡二钱，制香附四钱，白术四钱，茯苓四钱，白芍四钱，生牡蛎八钱，当归四钱，丹参四钱，炙远志二钱，石菖蒲二钱，甘草二钱，益母草四钱。4剂。

2月11日七十三诊：经净，三日前受凉，鼻阻，清涕，咳嗽，咽干，心悸，胸闷又见加重，舌边红，苔白薄，脉濡细而数。风从热化，内湿相乘，慎防宿疾加重，治以疏风解毒、宣肺养心法。

薄荷三钱（后下），前胡三钱，连翘四钱，板蓝根六钱，葶苈子三钱，杏仁三钱，桔梗三钱，白前根三钱，炙紫菀四钱，化橘红三钱，荆芥三钱（后下），百部四钱，甘草二钱，浙贝母四钱。14剂。

2月26日七十四诊：胸闷较轻，心悸，动则加重，咳嗽，痰为泡沫，咽干，手指强木，胁酸，头昏，身乏力，带下时黄、量多，小便时黄，舌边红，边缘略见齿痕，苔白薄而滑，脉沉弦细。湿热久稽，经络气滞，心阴未复，痰阻肺气。治以清宣祛湿、蠲痰肃肺之剂。

豆卷四钱，白蒺藜四钱，薏苡仁五钱，炒山栀仁四钱，杏仁三钱，银花藤四钱，秦艽三钱，细木通三钱，玉竹四钱，化橘红三钱，桔梗三钱，板蓝根四钱。2剂。

2月28日七十五诊：心悸渐轻，未再感胸闷，但感心区有紧束感，唇干，痰多，噫气，夜间略见短气，带下少，舌边红，齿痕已平复，苔白略黏，脉细而滑。心阴未复，痰湿而蕴，经络余湿未清。拟益心气、养心阴、蠲痰祛湿、通络开痹合治。

玉竹四钱，石菖蒲三钱，茯苓四钱，板蓝根四钱，薏苡仁五钱，白蒺藜四钱，秦艽三钱，法半夏四钱，炒陈皮三钱，五加皮四钱，银花藤四钱，枳实二钱，竹茹二钱。4剂。

3月4日七十六诊：近日鼻塞，寒热，胸闷，心悸如故，口干思饮，关节时痛，小便黄，舌边红，苔白薄，噫气频作，脉数，右寸略浮。风热犯表，湿痰内阻，法当表里同治。

香豉四钱，薄荷三钱，连翘四钱，炒山栀仁四钱，杏仁三钱，法半夏四钱，茯苓四钱，炒枳壳三钱，桔梗三钱，陈皮三钱，竹茹二钱，干芦根五钱。7剂。

3月12日七十七诊：咳嗽，头昏，口干，痰少，关节酸楚，心悸，胸闷，舌红，中心苔黄，脉浮濡数。风热未尽，心阴不足，治以原方加减。

薄荷三钱（后下），香豉四钱，板蓝根八钱，连翘四钱，杏仁三钱，桔梗三钱，炒山栀仁四钱，秦艽三钱，白蒺藜四钱，银花藤四钱，玉竹四钱，葱白五节，麦冬四钱。2剂。

3月15日七十八诊：晨起胸闷，心悸，咳少，下肢关节酸楚，清涕鼻阻，尿黄，舌红，苔白薄而滑，脉弦濡而数。风热未尽，湿郁经络，原方化裁再进。

玉竹四钱，麦冬四钱，薏苡仁五钱，银花藤四钱，薄荷三钱，香豉四钱，防己四钱，板蓝根五钱，秦艽三钱，木通三钱，防风三钱，葱白五节，生甘草二钱。5剂。

3月21日七十九诊：夜间心悸较甚，余患均减，舌边略红，苔白而黏，脉濡细而滑。拟清热解毒、凉血养阴。

生地六钱，玉竹四钱，麦冬四钱，豆卷四钱，板蓝根六钱，银花藤四钱，丹皮三钱，法半夏四钱，广皮三钱，炒山栀仁四钱，赤芍四钱，生甘草二钱，竹茹二钱。4剂。

3月25日八十诊：胸闷、心悸仍时有发作，时咯清痰，便溏，日一解，手心烧，微出汗，苔白黏，边红，脉细滑。原方加减。

怀山药五钱，泡参四钱，白薇三钱，玉竹四钱，板蓝根五钱，丹皮三钱，生地五钱，扁豆四钱，毛银花五钱，赤、白芍各四钱，茯苓四钱，冬桑叶四钱，生甘草二钱。2剂。

3月28日八十一诊：夜间心悸较剧，每夜腹痛，便溏，日一解，便后痛减，手心热（未再出汗），时咯清痰，肢节时痛，昨查为"窦性心律"，舌苔薄黄而腻，脉缓濡而滑。治以解毒凉血、疏风祛湿。

石菖蒲三钱，生薏苡仁五钱，炒扁豆四钱，白蒺藜四钱，秦艽三钱，丹皮三钱，法半夏四钱，茯苓四钱，板蓝根四钱，银花藤四钱，生甘草二钱，鸡血藤四钱。5剂。

4月3日八十二诊：胸闷、心悸均减，近日纳少，嗳气，便溏，口干，尿黄，舌边红，苔白而腻，脉缓细。湿郁中焦，胃失和降，治以甘露消毒丹加减。

藿香三钱，薄荷三钱，豆卷四钱，杏仁三钱，法半夏四钱，白蔻仁二钱，薏苡仁五钱，花木通一钱，扁豆四钱，郁金四钱，连翘四钱，石菖蒲三钱，六一散八钱。2剂。

108 则略案整理

　　戴尧天先生的手稿医案中，除详有完整处理并记录的医案外，尚有 427 案只略有初诊处理，未就服药后情况及最后处理结果详记。但戴尧天先生详案资料相对较少，若尽取详删略，恐未能较为全面细致地展示其临床学术特点，故在 427 则略案中，取 108 则略案，加以归纳编号收录于下。

　　有两点需说明：

　　第一，此 108 案，戴尧天先生未就案名有标注，且多涉杂病。若编者以主证、诊断、病名等来选择命名为某案，未必准确。与详案类似，戴尧天先生在诊断中有以中医病名、有以证型、有以西医诊断名之，不甚清晰，强名不美，故以序号来排列医案。但百零八之案未免过多，若不加归纳恐杂乱，妨碍读者阅读，故粗糙以五脏病类归纳，依据其病位、病机、主证、症状等信息，将类案分别；除开五脏病类外，一些杂病似难准确以五脏病类概括者，则以"皮肤经络及杂病类"归纳。

　　第二，略案整理中有个别药名以规范名修正，不出注，亦未有评按，望读者自行体会学习。

肺系病类案

　　1. 罗某，男，25 岁，机事厂。1980 年 8 月 12 日。

　　咳喘气紧十余年，每逢夏季病情加重，干咳少痰，喉痒，心悸，食少，二便尚可。每次发病，头痛如刺，舌尖红，两侧苔白而黏，中心干黄，时咯黄稠痰，脉滑数。

诊断：哮病。

辨证：痰热阻肺。

治则：清热化痰清肺。

方药：葶苈子 10g，苏子 10g，大枣 15 枚，冬瓜仁 12g，杏仁 10g，连翘 10g，茯苓 12g，法半夏 15g，枇杷叶 12g，地龙 15g，大青叶 15g。

2. 刘某，女，14 岁，西南电力设计院。1980 年 12 月 8 日。

咳嗽 2 个月余，干咳少痰，尿黄，大便 2～3 天 1 次而干燥，饮食尚可。舌尖红，苔薄白，咳如犬状，鼻衄 3 天，咽干。

诊断：咳嗽。

辨证：风热（肺燥）犯肺，风去热存，肺失清肃。

治则：清热肃肺。

方药：薄荷 10g，枯芩 10g，杏仁 10g，桔梗 10g，炒栀子 10g，麦冬 15g，大青叶 15g，炙桑叶 10g，牛蒡子 10g，白茅根 15g，银花藤 30g，枇杷叶 15g，鱼腥草 30g。

3. 杨某，女，16 岁，成都市第七中学。1980 年 8 月 12 日。

今年 8 月检查，确诊为"过敏性肺炎"。经治疗，终有所好转。现头昏，嗳气，食少，胸闷不舒，痰白，喉间不利，尿黄；现正为经期，月经正常。舌红，苔薄白，早起多汗，脉滑数。

诊断：肺炎。

辨证：痰热阻肺。

治则：清热化痰肃肺。

方药：大青叶 15g，银花藤 15g，杏仁 10g，连翘 10g，鱼腥草 30g，蒲公英 15g，桔梗 10g，甘草 5g，沙参 30g，麦冬

30g，地龙 15g，茵陈 15g。

4.房某，女，46 岁。1980 年 8 月 12 日。

头昏身倦，咳嗽痰多黄稠，冲热，目眩，耳鸣，呃气，胃脘胀满不舒，腰痛，鼻涕黄稠，口臭，尿微黄，大便基本正常，舌尖红，苔黄白相间，脉濡滑数。

诊断：头昏。

辨证：热痰阻肺，暑湿困中。

治则：清热肃肺，化湿畅中。

方药：银花藤 30g，杏仁 10g，藿香梗 10g，薏苡仁 30g，厚朴 10g，六一散 15g，夏枯草 30g，菊花 15g，蒲公英 30g。

5.吴某，女，59 岁，西二道街 39 号。1980 年 8 月 13 日。

咳嗽十余年，痰多呈泡沫，痰中带血一周。气紧，心悸，饮食、二便均正常，全身肢节疼痛。舌淡，苔白黏，脉细滑数。

诊断：咳血。

辨证：痰湿阻肺。

治则：健脾化痰除湿。

方药：茯苓 15g，陈皮 10g，法半夏 10g，银花藤 30g，薏苡仁 30g，鱼腥草 30g，蒲公英 30g，大枣 10g，甘草 5g，前胡 10g，白及 30g，胡黄连 10g。

6.张某，女，46 岁，通惠门。1980 年 8 月 13 日。

气紧喘促，心累，胸闷，烦躁，汗多，呼吸抬肩，饮食有所减少，舌尖稍红，皮黯，苔白而黏，腰胀，脉沉细，两尺软弱。

诊断：喘证。

辨证：肺肾气虚。

治则：补益肺肾。

方药：党参30g，白术15g，苏子10g，怀山药30g，五味子10g，地龙15g，麦冬15g，大青叶15g，蒲公英30g，鱼腥草30g，甘草5g。

7.李某，男，23岁，驷马桥川林中心仓库。1980年8月13日。

患"慢支炎"近20旬，无咳痰感，仅感双下肢冷感，出冷汗，鼻涕自出，大便微溏，尿频，腰酸软，头昏胀，夜间眠差，舌深红，苔黄而黏，胸背觉冷，脉沉细。

诊断：肺气虚。

治则：补益肺气。

方药：党参30g，麦冬15g，五味子10g，怀山药30g，薏苡仁30g，地龙15g，大青叶15g，钩藤15g，银花藤30g，鱼腥草30g，白头翁30g，甘草5g。

8.曾某，女，32岁，无机校附属二厂。1980年8月13日。

头昏身倦，鼻塞清涕，声嘶，咽微痛，咳嗽，口渴思饮，尿黄，心烦，食少，口淡，舌尖红，苔白，脉细数，右寸微浮。

诊断：上感。

辨证：风热夹湿。

治则：解表化湿。

方药：银花藤30g，连翘15g，桔梗10g，薄荷10g，鱼腥草30g，麦冬15g，射干10g，牛蒡子10g，蝉衣5g，马勃10g，大青叶15g。

9.周某，男，40岁，保修厂。1980年8月13日。

咳嗽气紧，痰多色白呈泡沫近1个月，胸闷痛，口淡，尿黄，食少，舌红，苔白腻，脉沉细。

诊断：咳嗽。

辨证：肺脾气虚，湿痰阻肺。

治则：健脾益气，化痰除湿。

方药：党参 30g，茯苓 15g，法半夏 15g，陈皮 10g，苏子 10g，大青叶 15g，鱼腥草 30g，蒲公英 30g，怀山药 30g，地龙 15g，薏苡仁 30g，冬瓜仁 30g，甘草 5g。

10. 胡某，男，56 岁，龙王庙正街 41 号。1980 年 8 月 14 日。

1968 年始见气紧，喘促，痰稠色黄，短气，喉间痰鸣，饮食尚可。昨夜腹痛，便溏，尿微黄，有泡沫，舌淡红，苔薄黄，脉细数。

诊断：哮喘。

辨证：脾肺气虚。

方药：党参 30g，法半夏 10g，大青叶 15g，苏子 10g，鱼腥草 30g，蒲公英 30g，薏苡仁 30g，白头翁 30g，厚朴 15g，甘草 5g，白芥子 10g，莱菔子 10g。

11. 谢某，男，45 岁，省计委。1980 年 8 月 15 日。

半年来反复感冒，咽干痛，鼻干塞，间歇剧，咳少痰，大便干，尿微黄，时感头昏，眠差，右胁下（胆后）隐痛，舌红，苔白，脉细滑。

诊断：咽痛。

治则：养阴生津，清热止咳。

方药：北沙参 30g，麦冬 15g，杏仁 10g，大青叶 15g，鱼腥草 30g，甘草 5g，蒲公英 30g，苏子 10g，黄芪 30g，枣仁 15g，紫菀 10g，红花 10g。

12. 梁某，男，67 岁，送变电宿舍 51 号。1980 年 8 月 15 日。

感冒 3 天，咳嗽胸痛，头昏，心累，微恶寒，咽干痛，有灼热感，大便干燥，尿微黄，气紧，饮食尚可，舌红，脉浮滑数。

诊断：上感。

辨证：风热犯肺，化燥伤津。

治则：辛凉解表，清热生津。

方药：薄荷 10g，银花藤 30g，连翘 10g，大青叶 15g，葶苈子 10g，荆芥 10g，杏仁 10g，麦冬 15g，鱼腥草 30g，马勃 10g，甘草 5g，蒲公英 30g。

13. 李某，女，28 岁。1980 年 8 月 15 日。

咳嗽一周余，喉间痰阻，气紧，心累，二便、饮食正常，头昏，嗜睡，肢倦，唇发绀，舌红，苔黄，脉细数。

诊断：咳嗽。

辨证：痰热阻肺。

治则：清热化痰肃肺。

方药：银花藤 30g，大青叶 15g，鱼腥草 30g，薏苡仁 30g，冬瓜仁 30g，沙参 30g，葶苈子 10g，枇杷叶 15g，苏子 10g，紫菀 15g，款冬花 10g，甘草 5g。

14. 廖某，男，67 岁，西安路 2 巷 6 号。1980 年 8 月 15 日。

咳嗽气紧，痰多色白呈泡沫，眠差，心累，特别服油脂后咳嗽痰多加重，食少，二便正常，舌黯，苔白黏，脉沉。

诊断：哮喘。

辨证：脾胃虚弱，湿痰阻肺。

治则：健脾益气，燥湿化痰。

方药：党参 30g，白术 15g，茯苓 15g，法半夏 15g，陈皮 10g，地龙 15g，苏子 10g，大青叶 15g，鱼腥草 30g，冬瓜仁 30g，薏苡仁 30g，蒲公英 30g，甘草 5g。

15. 冯某，女，33 岁，蓬溪县文井公社。1980 年 8 月 16 日。

咳嗽气紧，痰多呈泡沫，怕冷，头昏前额痛，心累，食少，大便一日 2 次，稀溏，四肢关节痛，噫气，尿微黄，舌红，苔黄，脉弦数，口干思热饮，鼻塞清涕，咽痛。

诊断：咳嗽。

辨证：脾肺气虚，湿痰阻肺。

方药：党参 30g，白术 10g，茯苓 10g，陈皮 10g，法半夏 15g，苏子 10g，枣仁 10g，鱼腥草 30g，蒲公英 30g，银花藤 30g，白芷 15g，甘草 5g，紫菀 10g，地龙 15g，大青叶 15g。

16. 王某，男，47 岁，水电设计院。1980 年 8 月 15 日。

慢支炎 29 年，现感冒 10 天，头昏，身重，怕冷，多汗，二便尚可，食少，舌红，苔白黏，脉弦滑数。

诊断：感冒。

治则：解表除湿。

方药：银花藤 30g，连翘 15g，钩藤 15g，沙参 30g，薏苡仁 30g，牛蒡子 10g，大青叶 15g，蒲公英 30g，麦冬 15g，鱼腥草 30g，滑石 10g，甘草 5g，茵陈 15g，

17. 莫某，男，29 岁，西箱电机厂。1980 年 8 月 22 日。

头项强痛，耳后、面部起红色风疹，心悸，头昏重，身倦，尿黄，舌红，苔黄，咽痛，脉濡滑数。

诊断：风疹。

辨证：风热夹湿。

方药：银花藤 24g，连翘 15g，牛蒡子 10g，蒲公英 18g，马勃 10g，鱼腥草 18g，薏苡仁 18g，藿香 10g，薄荷 10g，甘草 6g，紫荆皮 15g，白鲜皮 20g。

18. 廖某，男，33 岁，什邡云西 7 大队。1980 年 8 月 15 日。

咽中灼热干燥，噫气，胃脘灼热，痰多色黄稠，大便正常，小便淋漓不尽，尿频，饮食尚可，舌红，苔白，脉滑数。

诊断：咽炎。

方药：银花藤 30g，连翘 15g，白茅根 10g，马勃 10g，滑石 15g，芦根 15g，大青叶 15g，玄参 15g，麦冬 15g，桔梗 10g，蒲公英 30g，甘草 5g。

19. 张某，女，42 岁，成都勘测设计研究院。1980 年 8 月 15 日。

昨晚始见恶寒发热，无汗，头项强痛，咽痛，鼻塞清涕，身重痛，二便正常，纳呆，神倦，眠差，口渴不思饮，舌正，苔白腻，脉濡。

诊断：上感。

辨证：感冒夹湿。

治则：解表化湿。

方药：银花藤 30g，连翘 15g，马勃 10g，大青叶 15g，荆芥 10g，粉葛 15g，薏苡仁 30g，藿香 10g，鱼腥草 30g，大青叶 15g，甘草 5g，蒲公英 30g，马齿苋 30g。

20. 幸某，女，56 岁，彭县草瓦公社 1 大队 6 小队。1980 年 8 月 21 日。

气紧，心悸，胸闷，背心痛十余年。腹部包块增多，大如手掌；头昏，大便秘结，食少，腹部灼热且痛，矢气则腹胀稍舒。舌红，苔白黏，脉弦细略数。

荧光照片结果：①双肺纤维增殖型肺结核；②慢性支气管炎；③肺气肿；④肺动脉高压。查血：淋巴 25%；血沉 7mm/h。超声波：脾脏正常；肝剑突下 2～3cm，厚度 10⁺cm，波型较密。

方药：北沙参 15g，麦冬 15g，苏子 12g，百部 12g，柏子仁 15g，生牡蛎 30g，夏枯花 15g，怀山药 15g，瓜蒌 15g，山栀仁 15g，炒金铃 12g，谷芽 15g，百合 24g。

21. 江某，男，21 岁，东马棚 38 号。1980 年 8 月 16 日。

本年 3 月始得肺炎，反复发作，胸闷痛，咳嗽，痰黄，大便一日 2 次，尿时黄，食差。舌红，两侧苔黄腻，脉细滑数。

诊断：肺炎。

辨证：痰热阻肺。

治则：清热化痰肃肺。

方药：银花藤 30g，大青叶 15g，鱼腥草 30g，薏苡仁 30g，冬瓜仁 30g，蒲公英 30g，桔梗 10g，桃仁 10g，麦冬 15g，干芦根 15g，甘草 5g。

22. 吴某，男，77 岁。

头昏，目眩，耳鸣，口苦，冲热，咳嗽痰清稀、量不多，喉间痰阻，大便干燥，尿黄，饮食尚可，舌质稍红，苔白薄，怕冷，脉弦数。昨日鼻塞，恶风寒。

诊断：眩晕。

辨证：风寒感冒，阳亢夹痰。

治则：解表疏风。

方药：苏叶15g，杏仁10g，前胡15g，荆芥15g，桔梗10g，钩藤15g，粉葛15g，法半夏15g，夏枯草30g，甘草5g，枳壳10g，茯苓10g，陈皮10g。

23. 马某，女，52岁。

咳嗽痰多呈泡沫，气紧喘促，心累，不能平卧，昨夜失眠，食少（2两/日），夜间尿频，泛酸，泛呕，双下肢转筋，音嘶，咽痛，舌淡，苔白黏，脉滑。

诊断：咳嗽。

辨证：肺脾气虚，湿痰阻肺。

治则：补益肺脾，燥湿化痰肃肺。

方药：法半夏15g，白芥子10g，苏子10g，银花藤30g，鱼腥草30g，大青叶15g，蒲公英30g，怀山药30g，甘草5g，蚤休15g，枣仁15g，冬瓜仁30g，钩藤15g。

24. 丁某，男，49岁，青石桥南街32号。1980年12月23日。

血常规：白细胞计数7.3×10^9/L，嗜酸性粒细胞比率4%，淋巴细胞比率42%。

50天前在铁路医院（湖南）做肺中、下叶切除术后，咳嗽痰多呈泡沫、色白，气紧，饮食、二便正常，舌红，苔黄，中心苔黑，脉细滑数。

方药：党参30g，黄芪30g，胡黄连10g，白及30g，百部15g，紫菀15g，蚤休15g，大青叶15g，怀山药30g，薏苡仁30g，鱼腥草30g，款冬花10g，甘草5g。

25. 李某，男，38岁，南郊永平小学。1980年12月10日。

喉间如有一异物梗塞不舒，时痛，夜间多梦，时潮热，干呕，舌红，苔黄，脉滑。

方药：银花藤 30g，连翘 15g，射干 10g，桔梗 10g，马勃 10g，滑石 15g，芦根 15g，大青叶 15g，蚤休 15g，麦冬 30g，玄参 10g，甘草 5g，牛蒡子 10g。

26. 罗某，女，63 岁，新华路 333 号。1980 年 8 月 20 日。

喉痒，咳嗽，痰呈泡沫，气紧，心累，面部浮肿，腹胀，矢气则舒，饮食少（4 ~ 5 两 / 日），喉间有水鸡声，夜间出汗，口干思饮，舌红，苔黄白相兼，两侧黏涎，脉滑数。

辨证：湿痰化热阻肺。

治则：清热化痰肃肺。

方药：银花藤 30g，鱼腥草 30g，前胡 15g，大青叶 15g，白芥子 10g，钩藤 15g，蚤休 15g，厚朴 15g，莱菔子 10g，苏子 10g，法半夏 15g，薏苡仁 30g。

27. 汪某，女，45 岁，新都机械厂子弟中学。1980 年 8 月 20 日。

过敏性慢性支气管炎 3 年余，夏季加剧，咳嗽气紧痰少，喉间痰阻不爽，泛呕，饮食一般，二便基本正常，舌正，苔白黏，脉缓滑。

诊断：慢性支气管炎。

辨证：湿痰阻肺。

治则：燥湿化痰。

方药：苍、白术各 12g，茯苓 15g，法半夏 15g，陈皮 10g，苏子 15g，厚朴 12g，冬瓜仁 15g，薏苡仁 15g，杏仁 10g，白芥子 12g，藿香梗 10g。

28.彭某，女，51 岁，青莲巷 31 号。1980 年 8 月 20 日。

咳嗽，气紧，心悸 2～3 年，痰多色白呈泡沫，鼻塞清涕，头额昏痛，耳鸣，冲热，目眩，口干苦，饮食尚可，尿黄，大便稀溏，一日 1 次，舌红，苔白，脉弦濡滑数。

诊断：感冒伴发慢性支气管炎。

辨证：外感风热，阳亢夹痰。

治则：解表清热，平肝化痰。

方药：薄荷 10g，杏仁 10g，前胡 10g，连翘 12g，苏子 12g，茯苓 15g，法半夏 12g，夏枯草 12g，黄芩 12g，菊花 10g，陈皮 10g，枇杷叶 15g，冬桑叶 12g。

29.谭某，男，46 岁。

咳嗽一月余，痰少，怕冷，饮食（6～7 两/日），腹胀肠鸣，矢气则舒，眠差，舌淡，边有齿痕，苔白薄，脉缓滑。

诊断：咳嗽，腹胀。

辨证：肺脾气虚，肠道气滞。

治则：健脾补肺。

方药：党参 30g，厚朴 15g，法半夏 15g，冬瓜仁 30g，怀山药 30g，桔梗 10g，银花藤 30g，蒲公英 30g，白头翁 30g，前胡 15g。

30.张某，女，60 岁，巴中烟酒公司。1980 年 8 月 19 日。

气管炎 30 余年，经常反复，咳嗽气紧，痰多呈泡沫，痰易咯出，喉间痰阻，头昏，饮食尚可，二便正常。1964 年做割刺治疗后，约三年未发，以后继发。现觉手术部位有虫行感，遍及全身，痒时难于入睡。舌红，苔干黄，脉沉细。

诊断：咳嗽（慢性支气管炎）。

辨证：湿痰化热阻肺。

治则：清热化痰肃肺。

方药：法半夏 15g，茯苓 15g，陈皮 10g，苏子 10g，冬瓜仁 30g，薏苡仁 30g，大青叶 15g，前胡 15g，鱼腥草 30g，银花藤 30g，桔梗 10g，甘草 5g。

31. 唐某，男，30 岁，狮马路。

畏寒肢冷，四肢胀痛，上肢关节痛，腰胀痛，微咳，痰多色白呈泡沫，头昏胀，打喷嚏，流清涕，二便尚可，腹胀，舌质红，苔白薄，脉沉细，项强。

诊断：阳虚感冒。

方药：桑叶 10g，菊花 10g，荆芥 10g，薄荷 10g，防风 10g，桔梗 10g，大青叶 15g，麦芽 15g，薏苡仁 15g，前胡 15g，鱼腥草 30g，甘草 5g。

32. 顾某，男，23 岁，成都市解放中路。1980 年 8 月 22 日。

慢性咽炎 2 月余，咽部红肿疼痛而干，口干，二便如常，饮食尚可，舌红，苔白，脉滑数。

辨证：燥热伤津。

治则：清热生津。

方药：玄参 15g，麦冬 15g，鱼腥草 24g，大青叶 15g，蒲公英 18g，马勃 12g，桔梗 12g，甘草 3g，天花粉 15g，谷芽 6g。

33. 将某，男，51 岁，西塘区委。

鼻衄半月余，初起吐血约半痰盂，发热，待吐血止后头侧疼痛，失眠，后脑不能入枕，现鼻衄点滴而下，时恶寒。血检：白细胞总数正常，血小板 $80×10^9$/L，嗜酸性粒细胞2％，淋巴细胞33％。舌尖稍红，苔黄厚，口干，右耳心痛，冲热头晕，脉沉细数。

方药：沙参30g，黄芪15g，桑叶10g，菊花10g，大青叶10g，茅根30g，白及30g，麦冬30g，银花藤30g，甘草5g，大枣30g。

34.李某，女，45岁，医疗机械设备厂。

闻臭气味则觉胸部胀闷，气促，时感干咳，颈强，上肢关节酸痛，双手麻木，大便干燥，小便正常，舌淡，苔白，脉沉细数。

诊断：肺气虚。

方药：桑叶10g，黄芩10g，沙参30g，麦冬15g，栀子10g，杏仁10g，桔梗10g，牛蒡子10g，蚤休15g，大青叶15g，薄荷10g，荆芥10g，钩藤15g，甘草5g。

35.黄某，男，31岁，成都305信箱。1980年8月20日。

咳嗽少痰，痰黄稠，喉痒6个多月，饮食一般，噫气，腹胀矢气则舒，胸闷，多梦，舌红，苔白黏，脉滑略数。

诊断：咳嗽（慢性支气管炎）。

辨证：痰热阻肺，肠道气滞。

治则：清热化痰，肃肺理气。

方药：厚朴15g，茯苓10g，木香10g，银花藤30g，法半夏15g，陈皮10g，鱼腥草30g，大青叶15g，桔梗10g，甘草5g，白头翁30g，白术10g。

【文评】戴尧天先生治肺，多宗"上焦如羽，非轻不举"之意。观诸方，甚少以温燥辛散等品开肺气。曾侍诊代守忠老师时有所体会，代师亦常引用叶氏论肺之"性恶寒、恶热、恶燥、恶湿，最畏火、风。邪著则失其清肃之令，遂痹塞不通爽矣"，将此娇脏治法思辨入微。今从此肺系之案中大抵可以寻得些许印证，以肺之性恶于寒故，虽逢肺热之象，所用诸药，多以清化为主，极少用苦寒折火之品，重视肺之气机升降，清化而不遏气。以肺之性恶于热故，遇该宣肺时，亦少用姜、细辛、麻黄、桂枝等物。如第 22 案，吴某之风寒外感，有阳郁诸寒闭之象，又有内热，解外之物不过苏叶、前胡、荆芥之调气，未有些许经方家思维以辛热直解于外，再配伍芩、连、石膏等肃其内位。如 14 案中廖某，其阴证悉具，见心累、跳动不安、气紧、痰多泡沫状，我必以桂枝先豁开道路，辅以填养下元之物，而戴尧天先生治其症，用四君子调其脾，大青叶、鱼腥草、冬瓜仁、苏子、薏苡仁肃其痰湿。初见之，讶异不已，不过此方细观，四平八稳，而无凉气之虑，渐扶助其疲愈，胸有成竹。燥湿之治，治其燥，多先分化其热，仍以辛凉疏散、清轻通络为特色，渐润之津而无壅塞，治湿亦多重。湿之来源，如脾虚、如痰阻、如热结、如寒化等，细辨其证，而处以相关治疗，颇有明清温病家遗风。

心系病类案

1. 顾某，男，55 岁，水文队。1980 年 8 月 12 日。

失眠、头昏十余年，双目干涩昏花，身倦，口干，大便微干，食少，头顶胀痛，舌红，苔薄，脉沉细。

诊断：失眠。

辨证：肝肾阴亏，水火不济。

治则：滋肝养肾，交通心肾。

方药：白芍15g，首乌10g，炙远志6g，柏子仁15g，丹参10g，朱茯神10g，草决明15g，白蒺藜15g，菊花15g，刺蒺藜10g，百合30g，钩藤15g，夏枯草30g。

2. 朱某，女，49岁，煤砖一社。1980年8月15日。

头昏，眠差，身倦，喜呕，食少，喉间痰阻，耳鸣，口苦，冲热，目眩，心烦，心累，二便正常，腰痛，躯体偏左侧经脉疼痛，舌红，苔黄腻，脉弦细数，尺弱。

诊断：失眠。

辨证：阴虚阳亢夹痰。

治则：育阴潜阳，安神化痰。

方药：草决明10g，葛根15g，刺蒺藜10g，夏枯草30g，钩藤15g，茯苓15g，黄芩10g，法半夏10g，菊花15g，白芍30g，枣仁15g，珍珠母30g，制首乌10g。

3. 何某，女，36岁，绵竹东方汽轮机厂。1980年8月16日。

胸闷，脘闷，短气，欲呕，身倦7年余。每遇夏季加剧，食少，项强，咽痛近三月，尿时黄，口咽干而不思饮，嗜睡但不能熟睡，舌正，苔白腻，脉濡滑而数。

诊断：心脾不足。

方药：党参30g，白术15g，茯苓15g，厚朴15g，蒲公英30g，甘草5g，砂仁10g，枣仁10g，柏子仁15g，当归10g，远志10g，木香5g，钩藤10g，制首乌10g。

4. 李某，女，31岁，成都土产站。1980年8月19日。

心悸心累，肢冷麻 7 年余。夏季加重，胸闷，头昏晕，神倦乏力，口淡，饮食一般，大便干燥，咳而呕，短气，喉间痰阻，舌淡边有齿痕，苔白薄，脉沉细而滑。

诊断：心悸。

辨证：心脾双虚。

治则：补益心脾。

方药：白术 15g，怀山药 15g，黄芪 24g，枣仁 15g，柏子仁 15g，茯苓 15g，陈皮 12g，法半夏 12g，干荷叶 12g，薏苡仁 15g，升麻 6g，藿香 10g。

5. 康某，男，37 岁，简阳养马供销社。1980 年 8 月 21 日。

心悸心累一年多，胸闷胀，头昏，目眩，冲热，口苦，咽干，小便带黏液，当天心电图正常，舌红，苔黄，脉弦细数。

诊断：心悸。

辨证：心肾不交，阴虚阳亢。

治则：育阴潜阳，交通心肾。

方药：白芍 18g，生地 15g，枣仁 15g，阿胶 15g，黄连 6g，夏枯花 15g，柏子仁 15g，生牡蛎 30g，珍珠母 30g，钩藤 15g，丹皮 12g，焦柏 12g。

6. 蔡某，女，32 岁，安装 5 组。1980 年 8 月 20 日。

心悸，起则头昏，目眩，脉弱微结代，心率 57 次 / 分；胃脘疼痛嗜按，甚则起包块。二便如常，食少，舌红，苔薄。心电图示窦性心动过缓，余正常。

诊断：心悸。

辨证：心气不足。

治则：补益心气。

方药：生地 15g，麦冬 12g，炙甘草 12g，桂枝 9g，枣仁 15g，阿胶 12g（蒸化），白芍 15g，钩藤 15g，夏枯花 12g，生牡蛎 30g，川楝子 12g，炒瓦楞 12g。

【文评】心系病类在略案中涉及不多，只选 6 案。治法中体现：一者，心之君位变与下焦肝肾阴气关系；二者，心之气衰与中焦脾胃关系。症状中主要涉及亦有二，一者寝寐不调，二者悸动、体乏。心火有下济肝肾，以滋下元之效；肝肾阴气又上交于阴，充实心阴，以制阳妄。此二者功能发挥，虽多起于虚损，但实仍为气机变，故而蛮补其中，徒劳无功。古来想治虚劳，多有补而无益，反虚之更损，戴尧天先生用药分寸把握极好。如案 1 中顾某，不寐头晕，目干涩昏花，身倦，头胀，可知下焦阴气疲弱且浮火妄动，以致失养和火郁。然又兼心气不足，若一味地滋养阴气，恐阴气未资，阳分浊塞，出现腹胀或火气反格。在戴尧天先生处方中，蒺藜、菊花、钩藤、夏枯草清疏其肝，宣透郁热，这四味皆宣透而助气，不至郁闷，反有清降实阴之效。又以芍药、决明、首乌潜肝之阴，百合、柏子仁、朱茯神敛心气，稍加远志以助心肾，兼以祛痰浊，通经脉。薛雪曾有论："火以木为体，木以水为母。先天一气，由是通明。"重视肝之作用，无异于在交通心肾间，把握气机斡旋之枢，不至"心肾相交"一概念在临床处理时流于机械。古今皆有文献着墨重镇，介潜在敛收肝肾，引降浮火的用法，现已不新奇，但在典型阴虚阳亢夹痰火的案例中，如案 2 亦用葛根、蒺藜、夏枯草、钩藤宣舒，仍取清轻通络，以寓降中有升，敛中有宣，引其火、归其位，更显精细。在处理心气不足时，尤其以心脾两虚为证型的医案中，如案3、4里，对于心气，并不一味地温补，多以枣仁、柏子仁敛收，辅以远志和参、芪补养调和，但重视脾胃气机对心气的影响。如案3中见气滞，则以砂仁、厚朴、木香开气机，化浊阻；案4中见痰阻，则陈皮、法半夏、干荷叶、薏苡仁、升麻、藿香以升脾胃之阳、化痰浊、开气机。戴尧天先生方案里，对脾胃以运化为用、气以行为补，用补药时往往佐助一二味，宗以"胃喜为补"之法，以中焦和安来助心气，甚好。

脾胃病类案

1.邓某，男，75岁，新罗路47号。1980年8月12日。

大便不畅已3月，胃中灼热，上冲胸咽，咽中如有异物梗塞，食少，舌正，苔白而黏，脉大而有力。

诊断：便秘。

辨证：胃肠壅热，高龄气虚津亏。

治则：清泄胃肠，润下保津。

方药：厚朴10g，陈皮10g，白术10g，玄参15g，麦冬15g，黄芩10g，甘草5g，藿香梗10g，党参30g，茯苓10g，银花藤30g。

2.张某，女，40岁。1980年8月12日。

头昏身倦2年余，胸闷气短，腰痛，食少，胃脘胀满，腹胀矢气，带下增多，质稠，微黄，有臭味，夜间手足心发热，大便不成形，尿黄，舌红，苔白黏，知饥善食，脉细数。

诊断：脾虚。

辨证：脾虚湿困。

治则：健脾除湿。

方药：党参 30g，白术 10g，茯苓 10g，白扁豆 10g，薏苡仁 30g，桔梗 10g，陈皮 10g，砂仁 10g，白头翁 30g，蒲公英 30g，银花藤 30g，马齿苋 30g，怀山药 30g，甘草 5g。

3. 黄某，男，52 岁，针织一厂。1980 年 8 月 12 日。

原有支气管炎，头昏身痛，足软，食少欲呕，腹胀，口淡乏味，口涎多，大便一日 2 次，尿频，咳嗽痰少，舌正，苔白而黏，脉濡数。

诊断：湿热。

辨证：湿热困中。

治则：清热化湿畅中。

方药：藿香梗 10g，薏苡仁 30g，银花藤 30g，陈皮 10g，怀山药 30g，秦艽 15g，防己 10g，杏仁 10g，砂仁 5g，法半夏 10g，白头翁 30g，马齿苋 30g。

4. 黎某，女，61 岁，装潢厂。1980 年 8 月 13 日。

头昏胀，胃脘胀闷，心烦冲热，足心发热，左下肢冷痛，身倦乏力，耳鸣，双目干涩，食少，口苦，大便干燥，2 ~ 3 日 1 次，全身关节酸楚，舌红，苔黄腻，脉沉细。

诊断：脾虚湿滞。

治则：健脾除湿。

方药：陈皮 10g，白术 10g，厚朴 15g，茯苓 10g，茵陈 20g，大腹皮 10g，麦芽 15g，神曲 10g，薏苡仁 30g，银花藤 30g，牛蒡子 10g，甘草 5g。

5. 宋某，女，37 岁，成都车箱厂。1980 年 8 月 13 日。

头昏痛，背痛，心烦，怕冷，尿黄，大便干燥，口干思饮，食少，眠差，流清涕，打喷嚏，短气，腹胀，噫气，发呕，舌正，苔白，脉缓。

诊断：头痛。

辨证：风寒夹湿。

治则：平温解表，化湿畅中。

方药：藿香 10g，苏叶 10g，法半夏 10g，香薷 10g，白术 10g，茯苓 10g，白芷 15g，大腹皮 10g，厚朴 10g，陈皮 10g，银花藤 30g，蒲公英 30g，甘草 5g，羌活 10g。

6. 徐某，女，41 岁。1980 年 8 月 14 日。

气紧痰多带脓，胃脘胀满不舒，眠差，食少，头昏痛（前额），口乏味，舌淡，苔白腻，脉细滑，胸闷，噫气。

诊断：脘闷。

辨证：痰湿内阻。

治则：化痰除湿，宣畅气机。

方药：党参 30g，厚朴 10g，怀山药 30g，法半夏 10g，砂仁 10g，陈皮 10g，白术 10g，银花藤 30g，鱼腥草 30g，大青叶 15g，甘草 5g。

7. 李某，女，25 岁。

长期纳少，眠差，肌肤发黄，头侧胀痛，噫气，脘腹胀满，肠鸣，腹泻 3 天，大便黏涩，身倦，尿黄，左胁下胀，带下增多，色黄，手指疱疹发痒，舌红，苔黄白相间，脉细数。

诊断：脾虚湿困。

治则：健脾除湿。

方药：黄芪 30g，党参 30g，白术 15g，茵陈 30g，薏苡仁 30g，厚朴 15g，远志 10g，怀山药 30g，白头翁 30g，胡黄连 10g，藿香 10g，枣仁 15g。

8. 严某，男，29 岁，草食堂。1980 年 8 月 15 日。

脘闷，觉冷，欲呕，头昏，食少，二便正常，口苦，舌红，苔白，吐白色泡沫，脉滑。

诊断：脘胀（有出血史）。

辨证：脘胃虚寒，血瘀气滞。

治则：温中理气，养阴清热。

方药：党参 30g，白术 10g，茯苓 15g，陈皮 10g，甘草 5g，怀山药 30g，麦冬 15g，檀香 10g，白及 30g，丹参 10g，砂仁 10g，银花藤 30g。

9. 杨某，女，24 岁，建军皮鞋厂。1980 年 8 月 15 日。

头昏痛，身倦，嗜睡 2 周，心累，食少，二便如常，冲热，口淡，舌红，苔白，脉沉缓，胃脘不舒。

诊断：湿热。

治则：清热利湿。

方药：党参 30g，怀山药 30g，厚朴 15g，薏苡仁 30g，藿香 10g，茯苓 10g，甘草 5g，茵陈 15g，枣仁 15g，钩藤 15g，夏枯草 30g，蒲公英 30g，砂仁 10g，白芷 15g。

10. 邓某，男，59 岁，青羊宫。1980 年 8 月 15 日。

头痛，鼻塞清涕，腹泻 2 天左右，腹痛，舌红，苔白，脉滑数。

诊断：感冒，腹泻

治则：清热解表，渗湿止泄。

方药：银花藤 30g，葛根 15g，黄芩 10g，黄连 5g，藿香 10g，桔梗 10g，白芍 30g，木香 10g，白头翁 30g，马齿苋 30g，荆芥 10g，砂仁 10g，甘草 5g。

11. 彭某，男，41 岁，成都 527 信箱。1980 年 8 月 19 日。

纳呆，便溏 1～2 年，口渴思热饮，双目干涩，口苦，时感头目不清，冲热，喉间痰阻不爽，噫气，尿黄，腰膝酸软，舌红，苔白黏，脉弦细滑数、两关独大、尺部细弱。

诊断：脾虚。

辨证：肝肾阴虚，虚阳上亢，则冲热头昏、口苦；横犯中脘，则纳呆便溏。

治则：育阴清热，制肝实脾。

方药：白芍 24g，白术 15g，茯苓 15g，法半夏 12g，生牡蛎 30g，丹皮 10g，夏枯花 15g，怀山药 15g，菟丝子 15g，续断 15g，菊花 10g，草决明 10g，陈皮 10g。

12. 陈某，男，32 岁，成都钢管复制厂。1980 年 8 月 16 日。

脘腹胀痛一周余，喜呕，大便时干时稀，身倦，小便微黄，舌红，苔厌黄，脉细数。

诊断：脘胀。

辨证：湿浊中阻。

治则：化湿畅中。

方药：藿香梗 10g，厚朴 15g，法半夏 10g，茯苓 15g，大腹皮 10g，白头翁 30g，薏苡仁 30g，银花藤 30g，山药 30g，甘草 5g，党参 30g，大青叶 15g。

13. 常某，女，49 岁，王爷庙 33 号。1980 年 8 月 16 日。

腹痛，里急后重，腹泻，一日 1 ~ 2 次；头昏，食少，脘闷，腰痛，噫气，舌红，苔白黏，脉细。

诊断：腹痛。

辨证：肠胃湿热。

治则：清利肠胃。

方药：粉葛 15g，黄芩 10g，黄连 5g，木香 10g，厚朴 15g，薏苡仁 30g，怀山药 30g，白头翁 30g，甘草 5g，钩藤 15g，藿香梗 10g，马齿苋 30g，银花藤 30g。

14. 陈某，男，37 岁，省土产东昌公司。1980 年 8 月 19 日。

胃脘胀满不舒，食入即呕，食少，大便干燥，一日 1 次，头昏，目眩，舌正，苔白，脉弦滑数。

诊断：胃脘胀。

辨证：木横侮土。

治则：制肝和胃。

方药：法半夏 12g，陈皮 10g，竹茹 10g，黄芩 12g，茯苓 12g，川楝子 12g，钩藤 15g，藿香梗 12g，厚朴 12g，夏枯花 10g。

15. 康某，女，47 岁，红旗机床电机厂。1980 年 8 月 23 日。

齿龈出血，喉痒气紧，腹隐痛，里急后重，头昏身倦，项强，胸脘胀闷，尿黄，纳呆，口淡无味，舌尖红，苔黄腻，脉濡数。

诊断：湿热中阻。

治则：化湿畅中。

方药：藿香 12g，厚朴 12g，法半夏 12g，茯苓 15g，薏苡仁 15g，六一散 21g，黄芩 12g，苏子 12g，蒲公英 18g，鱼腥草 24g，腹皮 12g，白茅根 15g。

16. 杨某，女，23 岁，成都油厂。1980 年 8 月 19 日。

"胰腺炎"一月余，左胁下隐痛，噫气，食少，大便秘结、一周一行，头昏，口苦，身倦乏力，项强，舌红，苔黄腻，脉细数。

辨证：湿热中阻，胆胃不和。

治则：清热化湿和中。

方药：生薏苡仁 30g，丝瓜络 15g，炒川楝子 12g，黄芩 15g，藿香 15g，碧玉散 20g，泽泻 15g，银花藤 24g，冬瓜仁 30g，蒲公英 30g，郁金 10g，石菖蒲 6g。

17. 吴某，女，42 岁，成都汽车保修机械厂。1980 年 8 月 20 日。

昼夜潮热（间隔 10 分钟），心烦失眠，午后头昏胀，食少，腹泻一日 2 次，尿黄有沉垫，午后身倦，嗜睡 2 月余。舌红，苔黄，脉濡细数。前服青蒿鳖甲汤 6 剂不显。

诊断：湿温。

辨证：暑湿困阻。

治则：清暑化湿。

方药：拟清震汤合清络饮加减。

升麻 6g，白术 12g，荷叶 12g，毛银花 24g，连翘 12g，青蒿 15g，益元散 20g，薏苡仁 15g，藿香 10g，怀山药 15g，西瓜翠衣 30g。

18. 马某，男，43 岁，成都市 293 信箱 401 分箱。1980 年 8 月 20 日。

腹泻 3 年余，一日 3～4 次，呈水样，无黏液，里急后重，腹痛；食少，余正常，口中时冷，心悸，短气，舌淡，苔白，脉虚缓。

诊断：脾虚。

辨证：脾虚湿困。

治则：健脾益气除湿。

方药：党参 24g，白术 15g，茯苓 15g，陈皮 10g，广木香 10g，白头翁 15g，炙甘草 6g，砂仁 10g，薏苡仁 24g，扁豆 15g，白芍 24g，泽泻 15g。

19. 陈某，男，34 岁，胜利东路 167 号。

十年来凡吃肉类即腹泻，泻水样便，时感腹痛，饮食 7 ~ 8 两 / 日，形体消瘦，舌体瘦小，舌质淡，苔白薄，脉细缓。

诊断：脾虚。

辨证：脾虚湿困。

治则：健脾除湿。

方药：党参 30g，白术 15g，茯苓 15g，茵陈 15g，陈皮 15g，薏苡仁 30g，怀山药 30g，甘草 5g，扁豆 10g，砂仁 10g，桔梗 10g，白头翁 30g，大枣 30g。

20. 温某，男。1980 年 11 月 28 日。

肠鸣腹胀消失，时感胃脘部痞塞感，热气向下，二便尚可，饮食尚可，舌红，苔白，脉弦细。

诊断：脾胃俱虚，中气下陷。

治则：补中益气。

方药：党参 30g，黄芪 30g，白术 15g，茯苓 15g，砂仁 10g，陈皮 10g，粉葛 15g，炙甘草 5g，银花藤 30g，柏子仁

10g，枣仁 10g，川芎 10g。

21. 杨某，女，30 岁，川粮大修厂。1980 年 8 月 19 日。

头额昏痛，两目不清，身倦乏力，小腹胀，尿黄，噫气，脘闷，舌红，苔白，脉细缓。

诊断：头痛。

辨证：湿热困中，脾胃升降失司。

治则：清热化湿畅中。

方药：藿香 10g，豆卷 15g，山栀仁 12g，薏苡仁 15g，厚朴 12g，益元散 24g，菊花 10g，钩藤 15g，腹皮 12g，陈皮 10g，荷叶 12g。

22. 伊某，女，25 岁，山东。1980 年 8 月 22 日。

长期经期超前，色黯有瘀块，少腹胀痛，带下多质稠。现又错后半月余，食少，脘闷，头昏身倦，口淡乏味，午后低热、尤以手心为主，头痛，咽干，尿微黄，心悸，舌稍红，苔黄腻，脉濡数。

诊断：暑湿困阻。

治则：清暑化湿。

方药：藿香 12g，佩兰叶 12g，薏苡仁 15g，六一散 21g，荷叶 12g，黄芩 12g，厚朴 12g，法半夏 12g，茯苓 12g，怀山药 15g，益母草 15g，泽泻 12g。

23. 张某，女，23 岁，成都大学。1980 年 8 月 20 日。

上周五发热，继则头昏重痛，咽痛，身倦，食少，尿黄，泛呕，咽部充血，舌红，苔黄厚腻，脉濡数。

诊断：冒暑。

辨证：湿热困扰。

治则：解表化湿。

方药：香薷 10g，荆芥 10g，马勃 10g，鱼腥草 30g，薏苡仁 15g，藿香 12g，牛蒡子 12g，六一散 18g，砂仁 10g，冬瓜仁 24g，蒲公英 24g，大青叶 15g。

24. 张某，男，22 岁，陕西街。1980 年 8 月 21 日。

汗多，眠差多梦，身倦乏力，大便时干时稀，头胀，舌淡，苔白黏，脉濡细。

诊断：湿浊困扰。

治则：燥湿醒脾。

方药：苍、白术各 15g，茯苓 15g，藿香 10g，法半夏 12g，厚朴 12g，薏苡仁 18g，陈皮 10g，荷叶 12g，六一散 18g，怀山药 15g，枣仁 15g，生谷芽 15g。

25. 曾某，男，66 岁，小天竺街七巷 15。1980 年 12 月 3 日。

查尿糖为阳性。口腻，呃逆反酸，自觉肌肤灼热，头昏，口不渴，双下肢肢节疼痛，胸闷，大便时稀时干，心中嘈杂，舌红，苔白，咳嗽痰呈泡沫，脉弦数。

诊断：中消。

方药：石斛 15g，玉竹参 30g，麦冬 20g，白芍 30g，白头翁 30g，陈皮 10g，白术 15g，蚤休 15g，桔梗 15g，鱼腥草 30g，前胡 15g，银花藤 30g，甘草 5g，党参 30g。

26. 孙某，女，22 岁，电力部七局成都办事处。1980 年 12 月 22 日。

输血及血液研究所附属医院 1980 年 10 月 21 日出院查血

后，确诊：①巨幼细胞性贫血；②十二指肠球部溃疡。

脘痛引及左胁下，反酸，呃逆，大便两三日1次，腹胀肠鸣，大便时干时稀，头昏痛，视物昏花，口臭，舌红，苔白，脉弦数。

方药：党参30g，黄芪30g，白术10g，砂仁10g，板蓝根30g，银花15g，丹参10g，麦冬30g，乌贼骨30g，台乌药10g，槟榔10g，沉香5g，白及30g，大枣30g，甘草5g，瓦楞子30g。

27. 吕某，女，22岁，成都印刷二厂。1980年8月22日。

头昏重，身倦乏力，心悸，眠差，多梦，腰痛，口渴思热饮，心烦，时感目下如卧蚕，舌尖红，苔黄黏，脉滑数。

诊断：头昏。

辨证：湿热蒙窍。

治则：清热化湿，芳香开窍。

方药：藿香10g，薏苡仁15g，菖蒲6g，荷叶12g，益元散24g，泽泻12g，枣仁15g，枸杞12g，秦艽12g，冬瓜皮15g，茯苓皮15g，桑皮12g，佩兰叶10g。

28. 李某，女，29岁。

胃脘胀满，双目干涩，嗜睡，口角溃疡，大便时肛门灼热，口淡乏味，小便微黄，眠差，梦多，头昏，舌尖稍红，苔白，脉细略数。

诊断：脘闷。

辨证：胃肠气滞。

方药：厚朴15g，黄芩10g，甘草5g，陈皮10g，银花藤 30g，蒲公英 30g，枣仁 15g，柴胡 20g，白芍 30g，台乌药 10g，槟榔 15g，党参 30g，檀香 10g。

另服：维生素 B_1、B_2、C。

29. 王某，男，成人，多子巷。

头昏，胃脘闷满，口中灼热，不思饮食，身倦畏寒，二便正常，噫气则脘闷稍舒，耳鸣，舌红，苔黄，脉弦数。

诊断：头昏。

辨证：脾虚肝旺。

治则：平肝和胃。

方药：白芍 15g，砂仁 10g，夏枯草 30g，菊花 10g，钩藤 15g，木香 10g，麦芽 15g，黄芩 12g，怀山药 30g，山楂 30g，白蒺藜 15g，党参 30g。

30. 吴某，男，69 岁。

腹痛，里急后重，大便稀溏，2～3 次/日，两胁下胀痛，身倦乏力，食少（5～6 两/日），矢气则腹痛稍减，舌红，苔中心白，脉缓，尿黄，口干。

诊断：湿热痢。

辨证：胃肠湿热。

治则：清利胃肠。

方药：白头翁汤加减。

厚朴 15g，白头翁 30g，陈皮 10g，槐花 30g，怀山药 30g，木香 10g，黄连 5g，柴胡 20g，白芍 30g，银花藤 30g，马齿苋 30g，红豆蔻 5g，甘草 5g。

31. 潘某，男，38岁。

1962～1967年曾有头伤史两次，近年陈旧性直发狂，常感心慌烦躁不安。初进食觉喉部咽之不下而反呕吐，继则又尚能咽下。脘部胀闷，饮食尚可，二便正常，失眠多梦，舌淡，苔白厚腻、中心部尤甚，脉细。

诊断：噎膈。

辨证：胃气上逆。

方药：厚朴15g，陈皮10g，法半夏15g，白术15g，苏叶15g，党参30g，夏枯草30g，木香10g，茵陈15g，麦芽15g，神曲10g，川芎10g，栀子10g，甘草5g。

32. 叶某，男，22岁。

胃脘胀痛4～5个月，饮食一般，肠鸣，矢气，嗳气则脘胀稍舒，二便如常，眠差，舌尖稍红，苔白黏，脉缓。

诊断：脘痛。

辨证：肝胃不和（胃失和降）。

治则：和胃降逆，调畅气机。

方药：厚朴15g，松香10g，怀山药30g，法半夏15g，红豆蔻10g，柴胡20g，白芍30g，茵陈30g，党参30g，白术10g，蒲公英30g，金钱草30g。

【文评】戴尧天先生论治脾胃，精准识证，处理有方。从选摘医案与其通常用法中可见，对于脾胃的病变，在养资脾气时，多以甘淡类实其阴气，少有以辛燥助其升。在处理脾胃气滞的药物选择中，较喜用辛香与梗藤来开散，同时间杂处理其邪。清理脾胃湿热时，又常喜马齿苋、白头翁类的清肺、肠道热之药处理。私揣，是以脾之热积多藏于内气，随肺肠而左右上下气机，清肠以去积热，是分化中焦湿热之捷径。在调理脾胃时，戴尧天先生非常重视肝脾两脏功能和病理上的关联，历来有"治肝先实脾"之训。在脾胃疾病处理中，又常有"治脾须调肝"之经验。肝之气机疏泄，关联消化；肝之寒热病态，也常移邪于脾胃。医者处理脾胃用疏肝之品时，常以柴胡、香附、青皮等；柔肝则以芍药为佳，泻肝有爱用龙胆、栀子；补肝，阳则以茴香、乌药，阴则以女贞、枸杞之属。但在戴尧天先生处理中，疏肝则以花、藤、梗类，如夏枯花、钩藤、忍冬藤、藿香梗，少用柴胡、香附。大抵猜想，以此类轻宣而不燥伤肝阴，又有宣动胃气之效，柔肝则以芍药、牡蛎等。肝阳不足，脾气郁闷，或阴积，则多用檀香、沉香，以辟秽浊，醒脾胃，助肝阳。观此脾胃三十余案，颇具特色。

肝胆病类案

1.吴某，女，51岁，地质勘探公司。1980年8月12日。

乙肝20余年，头痛胀，阵发性眩晕，腹胀，口渴，肝区疼痛，厌油，口干，饮食尚可，大便不爽，舌红，苔腻、两侧黏涎，头昏冲热，耳鸣，脉弦滑数。

诊断：胁痛。

辨证：肝阳上亢，湿热内蕴。

治则：清热除湿，平肝潜阳。

方药：川芎10g，茵陈10g，川楝子10g，钩藤15g，夏枯草30g，白芷15g，银花藤30g，郁金10g，葛根10g，芦苇30g，甘草5g，枇杷叶15g，大青叶15g。

2. 吴某，女，73 岁，财经学院。1980 年 8 月 13 日。

头晕耳鸣，目眩，冲热，心悸，失眠，噫气，食少，尿黄，口淡，舌红，苔微黄，口苦，腰胀，脉弦细而数，两尺虚弱。

诊断：眩晕。

辨证：阴虚阳亢。

治则：平肝清热，育阴潜阳。

方药：白芍 15g，钩藤 15g，山栀仁 10g，党参 30g，生牡蛎 30g，夏枯草 15g，白蒺藜 10g，枣仁 10g，怀山药 15g，草决明 10g，菊花 10g，半夏 10g。

3. 彭某，女，22 岁，新 1 村 25 房。1980 年 3 月 13 日。

1979 年患急性黄疸型肝炎，经治疗已基本痊愈。近来感肝区隐痛，脐下疼痛，厌油，大便不成形，耳鸣伴疼痛，尿黄，饮食正常，头昏身倦，每逢经期则耳后发痒疹，舌红，苔黄白相兼，脉弦细，口淡苦。

诊断：胁痛（肝炎已发？）。

辨证：肝胆湿热。

治则：疏肝利胆，清利湿热。

方药：柴胡 20g，茵陈 30g，薏苡仁 30g，白芍 30g，枯芩 10g，珍珠母 30g，党参 30g，炒川楝子 15g，钩藤 15g，怀山药 20g，白头翁 30g，蒲公英 30g，甘草 5g。

4. 杨某，女，34 岁，制药一厂。

11 月 29 日省院做乳腺纤维瘤手术后，全身痛，心累，眠差，胆区灼热胀痛，腰痛，脘腹胀痛，食少，大便干燥，尿黄，舌红，苔黄，脉细数，带下增多。

方药：银花藤 30g，枣仁 10g，蒲公英 30g，大青叶 15g，厚朴 15g，栀子 15g，茵陈 30g，甘草 5g，薏苡仁 30g，白蒺藜 15g，柴胡 20g，白芍 30g，钩藤 15g。

5.吴某，男，12 岁，无线电六厂。1980 年 8 月 15 日。

右胁下痛已 2 周，厌油，食少，身倦，二便如常；腹时胀，鼻塞清涕 2 天，咳嗽痰黄，微恶寒发热，舌正，苔黄白相兼且腻，脉弦，颈强。

诊断：胁痛。

辨证：外感风寒，内有湿热。

治则：解表散寒，清热利湿。

方药：银花藤 20g，连翘 10g，薄荷 10g，荆芥 10g，大青叶 15g，钩藤 10g，桔梗 10g，前胡 10g，鱼腥草 15g，茵陈 15g，甘草 5g。

6.龚某，男，45 岁，邛崃县付安公社 3 大队 2 小队。1980 年 8 月 21 日。

右胁下压痛，口苦，厌油，神倦乏力，食少，胸脘不舒，双目黄染，面部皮肤发黯黄，舌红，苔白、中心黄厚腻，脉缓弦，尿黄。

诊断：阴黄（肝炎）。

辨证：肝胆湿热。

治则：健脾除湿，清肝利胆。

方药：茵陈 24g，薏苡仁 24g，郁金 15g，金铃炭 15g，泽泻 15g，碧玉散 24g，栀子 12g，麦芽 15g，怀山药 20g，丝瓜络 15g，满天星 30g，藿香 12g。

7. 周某，男，49岁，成勘院。1980年12月30日。

面黄，目黄，尿黄少，全身肌肤发黄，两胁下疼痛连及腰背，腹部胀大，食少、日2～3两，大便正常，小便呈泡沫，口苦，舌紫，苔老黄，脉沉细。

超声波：肝肋下3～4cm，剑突下6～8cm，肝厚度9.5～10.5cm，密集微小波型。提示：胆道扩张（结石）？肝大。

方药：柴胡20g，白芍30g，槟榔10g，厚朴10g，党参30g，薏苡仁30g，茵陈30g，檀香20g，蒲公英30g，金钱草30g，砂仁10g，夏枯草30g，半枝莲30g，丹参10g，甘草5g。

8. 薛某，男，62岁，卧牛巷33号。1980年8月19日。

1974年因扭伤腰胁疼，觉右胁下胀痛。1975年做同位素检查后，确诊为"肝大"，继服中药治疗，胀痛消失。近三月又因不明原因的右胁下胀痛发作加剧，脘胀闷，肠鸣，噫气，矢气则脘腹暂舒，饮食少（3～4两/日），大便正常，口鼻干燥，小便正常，右臂绞痛，口苦，舌淡，边有瘀点，苔白腻，脉弦缓。

诊断：胁痛。

辨证：气滞血瘀，湿热阻滞。

治则：活血化瘀，疏肝理气除湿。

方药：柴胡20g，白芍30g，丹参10g，茵陈30g，半枝莲30g，白花蛇舌草30g，槟榔15g，台乌药10g，蚤休15g，大青叶15g，红豆蔻10g，沉香5g。

9. 林某，女，59岁，新一村。1980年8月20日。

头昏、怒则加剧，四肢麻，左胁下隐痛，短气，口苦，心烦嗜呕，眼睑微肿，二便如常，食少，舌红，苔白，脉细弱，左关弦数，噫气。

诊断：眩晕。

辨证：肝郁气滞。

治则：疏肝解郁。

方药：延胡索 10g，黄芩 15g，法半夏 12g，党参 24g，川楝子 12g，郁金 10g，丝瓜络 15g，碧玉散 20g，钩藤 15g，夏枯花 12g，山栀仁 12g。

10. 周某，女，60 岁，金属配件厂。1980 年 8 月 21 日。

头皮发痒，头昏，呕吐，耳心痒，口苦，四肢及躯干起疱疹，脘腹胀痛，大便如水样约一周，腰胀，痰多味咸，心悸，舌红，苔黄，脉细数。

诊断：肝肾阴亏，虚阳上亢，湿痰阻络。

治则：育阴潜阳，化痰除湿。

方药：钩藤 15g，白芍 15g，薏苡仁 24g，茯苓 15g，泽泻 15g，猪苓 12g，厚朴 12g，藿香 10g，法半夏 12g，冬瓜仁 24g，夏枯花 15g，六一散 20g。

11. 阳某，男，18 岁，新都县洼流公社。1980 年 8 月 22 日。

肝炎 2 月余，肝区胀痛，头昏肢软，尿黄，食少，舌质红，苔干白，脉弦数。

辨证：土虚木壅。

治则：制肝实脾。

方药：党参 24g，白术 12g，茯苓 15g，茵陈 24g，炒川楝子 15g，丝瓜络 15g，郁金 12g，怀山药 15g，薏苡仁 18g，碧玉散 21g，星宿草 [5]30g，生谷芽 15g。

12. 刘某，男，51 岁，雷波林业局。

1970 年患过 "黄疸型肝炎"，现肝区时感胀痛，时感刺痛，口干苦思饮，下肢酸软无力，双下肢膝关节冷痛，夜间盗汗，视力减退，饮食正常，二便正常，舌红，苔白腻，脉弦细。

诊断：胁痛。

辨证：气滞血瘀。

治则：疏肝活血理气。

方药：柴胡 20g，白芍 30g，川芎 10g，川楝子 15g，香附 15g，茵陈 30g，蒲公英 30g，虎杖 10g，栀子 10g，金钱草 30g，牡蛎 30g，甘草 5g。

【文评】戴尧天先生治肝胆病类，在选摘医案中，大抵一者肝之气过升为火；二者肝之气郁闭成积；三者肝经邪积（湿热、外邪客阻）。治肝火中，又分虚实，且多虚实夹杂。如案 1 里，虽见湿热、肝阳上亢，治法中析其标本，善厘病机。以川楝子疏泄郁火；钩藤、银花藤清降气机，平制其虚火；夏枯草宣通郁结；青叶清其血，净其精。有可讨论处：如用白芷，虽一派阳亢

---

[5] 此药少用，特引相关本草书籍记录说明：①《福建民间草药》：活血行瘀，利尿逐水。②《江西民间草药》：治打伤肿痛，目赤肿痛，疟疾。③《浙江中药资源名录》：治吐血，咳嗽。④《闽东本草》：活血通络，舒筋消肿。治月经不调，血虚寒热，阴囊肿大，跌打损伤，骨折，痔疮，身骨酸痛。⑤《广西民间常用草药》：治小儿疳积，疝气，黄疸，心胃气痛，眼热红肿，淋浊，肺痨咳嗽。⑥江西《草药手册》：治胃炎，乳腺炎，中耳炎，妇女白带。⑦《福建中草药》：祛风行气，活血通络。治中暑腹痛吐泻，痢疾，关节风湿痛，闭经，痛经，瘰疬，乳痈，蜈蚣蜇伤。

象，未以甲介类潜降，何以故？盖湿热未分化，潜降过甚，引邪深入，反倒至于气机不一定顺。而白芷虽言辛燥，但辛香开郁，配伍诸清降药，更助气行，此分化湿热之关键，用药灵活可见一斑。案5中，粗观乃柴胡桂枝汤证，细看戴尧天先生处方，则知其考量更为精细，想来原方条文："伤寒六七日，发热，微恶寒，支节烦疼，微呕，心下支结，外证未去者，柴胡桂枝汤主之。"倾向于邪自外位不罢，内气陷而不升，故外症突出，而结在心下。今胁下为阴气所出入，见疼痛，多阴伤，又有厌油，知位置更深，故以清解甚好，大青叶是用宜时，便以前胡、荆芥、薄荷、连翘轻解其外，更宣内郁，甚好。案7中，檀香配伍金钱草，此消鼓胀之妙用。且观诸案，虽肝胆多通行柴胡，但戴尧天先生虑柴胡升散，凡见阳亢之象或征兆，必不取，真细致，故此等老医虽言疏肝，未必今人之大概念，大包干之疏散，必讲究位置。

肾系病类案

1. 谢某，男，25岁，501厂。1980年8月13日。

头痛腰痛，尿道灼热疼痛，尿黄，身倦乏力，嗜睡，眠差，口淡无味，舌尖边红，苔黄，根部微腻，脉濡数。

诊断：下焦湿热。

治则：清利下焦。

方药：焦黄柏10g，苍术10g，薏苡仁30g，滑石15g，桑寄生15g，续断10g，车前仁10g，木通10g，夏枯草30g，白头翁30g，银花藤30g，甘草5g。

2. 李某，女，35 岁，省林业局宿舍。1980 年 8 月 14 日。

肾炎 2 月余，下肢酸胀，尿频，神倦，腰胀痛，饮食一般，小便混浊，背心冷，声嘶，舌正，苔白，脉细滑。

诊断：肾炎。

辨证：湿热下注。

治则：清利湿热。

方药：黄柏 15g，苍术 10g，瞿麦 10g，萹蓄 15g，车前子 10g，续断 15g，菟丝子 15g，淫羊藿 10g，木通 10g，蒲公英 30g，银花藤 30g，白头翁 30g。

3. 蔡某，男，67 岁，自来水公司。1980 年 8 月 14 日。

尿频量多，时黄，舌紫苔白，阴囊潮湿，怕冷，脉细。

诊断：肾阳虚。

辨证：肾阳虚衰，摄纳无权。

治则：温固肾阳。

方药：益智仁 15g，菟丝子 15g，覆盆子 10g，肉桂 5g，枸杞 15g，怀山药 15g，熟地 15g，台乌药 10g，甘草 5g。

4. 卿某，女，51 岁，将军街 51 号。1980 年 8 月 19 日。

小便混浊，有沉淀，色黄；头偏右后掣痛，耳鸣，眠差，下肢酸软，口角流涎，夜间腹（十二指肠）胀痛，腰痛，冲热汗多，舌红，边紫，苔黄腻，脉滑数。血压基本正常。

诊断：膏淋。

辨证：阴虚夹湿。

治则：清热利湿，佐以养阴。

方药：滑石 18g，焦黄柏 12g，萹蓄 12g，瞿麦 12g，续断 12g，杜仲 12g，夏枯草 12g，薏苡仁 15g，生地 12g，木通 10g，前仁 10g，甘草 3g。

5.冯某，男，26 岁，先锋塑料厂。1980 年 8 月 11 日。

腰胀痛，尿频色黄，心悸，身倦，口苦，舌红，根部黄腻，脉濡数。

诊断：湿热下注。

治则：清热利湿。

方药：焦黄柏 15g，滑石 18g，车前仁 12g，泽泻 15g，木通 12g，桑寄生 12g，薏苡仁 15g，续断 15g，菟丝子 12g，藿香 10g，川牛膝 10g，萹蓄 12g。

6.何某，男，40 岁，44 中。1980 年 8 月 19 日。

汗多，腰痛，脱发，耳鸣，饮食二便如常，舌红，苔薄，眠差，头昏，脉细数。

辨证：肝肾阴亏。

治则：滋肝养肾，填精益血。

方药：白芍 18g，生地 15g，黄精 12g，菟丝子 12g，杜仲 15g，续断 12g，桑寄生 12g，熟地 15g，制首乌 18g，夏枯草 15g，白蒺藜 12g，丹皮 10g，山栀仁 12g。

7.彭某，女，29 岁，小文队。1980 年 8 月 21 日。

头昏欲呕，双耳心发痒，尿黄，腰痛，大便正常，右胁下跳痛，尿道灼热，目眩，下肢（膝）软无力，汗多，舌红，苔白，脉滑数，头顶痛。

辨证：肝肾精血俱亏，虚阳上浮。

治则：平肝潜阳，填精益血。

方药：生地 15g，白芍 15g，黄精 15g，钩藤 15g，旋覆花 10g，代赭石 24g，夏枯花 15g，山栀仁 12g，丹皮 12g，桑寄生 15g，续断 12g，生龙骨、生牡蛎各 30g，法半夏 12g。

8. 尹某，男，35 岁，省蛇纹石矿汽车队。1980 年 8 月 21 日。

头昏痛，心累，五心烦热，肌肉瘛痛，失眠，目胀，口干，口臭，痰多不咳，气短，胃脘胀痛，呃逆，大便不成形，尿黄，阴部如针刺疼痛，饮食尚可，肢颤，舌红苔白，脉沉细数。

辨证：肝肾精血俱亏，筋失濡养。

治则：滋肝养肾，填精益血。

方药：生地、熟地各 20g，白芍 18g，首乌 18g，黄精 18g，菟丝子 12g，桑寄生 15g，枣仁 15g，柏子仁 15g，续断 15g，杜仲 15g，当归 15g，赭石 24g，煅龙骨、煅牡蛎各 30g。

9. 罗某，男，38 岁，成都二医院。1980 年 11 月 18 日。

咳嗽气紧，痰多色白，喉痒，口干思饮，食少（8 两 / 日），大便时干时溏，眠差，怕冷，夜尿频数（2 ~ 3 次），舌尖稍红，苔白厚微黏，脉沉细、两尺部虚细。

诊断：喘证。

辨证：脾肾两虚，聚饮成痰，阻碍肺气，宣肃失司。

治则：健脾补肾，化痰清肺。

方药：党参 30g，白术 10g，陈皮 10g，茯苓 10g，苏子 10g，胡桃仁 30g，怀山药 30g，蒲公英 30g，大青叶 15g，银花藤 30g，熟地 10g，法半夏 15g，甘草 5g。

【文评】选肾系病数案，概括病类：一者虚损病，二者实邪或虚实夹杂为患。虚损中，选有 5 案体现肾阳亏虚、肾阴亏

虚、精血亏虚、脾肾两虚证型，基本可以简单概括肾虚之大
类。实则见下注湿热，内生湿浊，亦可粗糙概括下焦湿邪之因。观
案1、2，同为湿热诊断：前者因于湿热所困，除利湿清热药物
外，选用夏枯草、银花藤，在阳分，进一步分化，使津得降，阴
气得纯。虽戴尧天先生用药未必按照我的粗浅概念来揣度，但实
蕴其理。在治疗阴分疾患时，戴尧天先生总不忘阳分升降。我
之六机，对病机认识发挥有一些心得即在于此。案2中未用夏枯
草，而用蒲公英，此加重解毒，是病机不同，后者有因虚内生阴浊，
以清热解毒、消疮痈之品佐助，可制淫羊藿配补之至于浊塞，这
是另一理。案8颇有特色，与读者讨论，患者症状中，一派浊
变象，又有胃脘胀痛、呃逆、尿黄、阴部如针刺等，可能有人
见之，便往中焦气滞加药，或清湿热实邪，但观戴尧天先生用
方，凡纯补收涩，而无泻药，何以故？知此为浊变，而非湿变也。

皮肤经络及杂病类案

1.周某，男，13岁，成北中学。1980年8月13日。

叹息半年余，智力有所减退，经体院透视诊为"遗传颈椎
先天性变异"，胸闷不舒，舌红，苔微黄，脉滑数、寸关独大。

诊断：痹证（气郁）。

辨证：脾肺气虚。

治则：补益脾肺。

方药：神曲10g，川芎5g，香附10g，栀子5g，苍术10g，
党参15g，厚朴10g，苏梗5g，法半夏5g，茯苓5g，甘草3g，
怀山药15g。

2.代某，男，46岁，省农机鉴定站。1980年8月14日。

每年夏季脚癣始发，双足脚背肿、痒、痛，舌尖稍红，苔白，神倦，口干，头昏胀，脉弦细。

诊断：足癣（前服四妙散4剂，足癣大为好转）。

辨证：湿热毒。

治则：清热除湿解毒。

方药：苍术15g，黄柏15g，薏苡仁30g，蒲公英30g，白鲜皮30g，紫荆皮15g，地肤15g，滑石15g，银花藤30g，甘草5g，野菊花15g，赤小豆30g。

3.谢某，女，60岁，西安路60号。1980年8月15日。

头昏身倦，嗜睡，肢节酸楚，饮食、二便正常，肌肤发痒，舌红，苔白黏，脉细数。

诊断：湿热。

治则：清热除湿。

方药：藿香10g，薏苡仁30g，银花藤30g，蒲公英30g，郁金10g，钩藤15g，滑石15g，麦冬15g，甘草5g，怀山药30g，粉葛15g，沙参30g，秦艽15g。

4.刘某，女，54岁，青溪小学。1980年8月15日。

双下肢冷痛，左腰冷痛，以左下肢为主，手指尖麻木，遇冷加剧，血沉30mm/h，食少，两胁下隐痛（原有胆囊炎史），头昏，口干，鼻孔干，微咳，痰白，汗多，大便3～4天1次，干燥，时有口苦，舌尖红，苔白黏，脉弦缓。

诊断：风湿。

辨证：风湿阻络，肝胆湿热。

治则：祛风除湿，清肝利胆。

方药：秦艽15g，当归10g，川芎10g，熟地10g，党参30g，苍术15g，威灵仙15g，狗脊15g，茵陈30g，银花藤30g，白芷15g，砂仁10g，甘草5g。

5.甘某，女，43岁，金牛区建筑公司。1980年8月15日。

腰部和下肢关节疼痛，遇冷加剧，强直，二便正常，口苦，饮食尚可，四肢麻木，舌尖红，苔白，脉沉细。

诊断：风湿。

治则：祛风散寒除湿。

方药：金毛狗脊15g，秦艽15g，威灵仙15g，续断15g，银花藤30g，枸杞15g，熟地10g，海桐皮15g，甘草5g，当归15g，川芎10g，党参30g，苍术10g。

6.陈某，女，54岁，东风运输社。1980年8月16日。

右腰疼痛（原有肾盂肾炎、风湿史），左手疼痛，尿时黄，足膝关节疼痛，遇冷加剧，饮食一般，目眩，舌淡，苔白厚腻，脉细缓。

诊断：腰痛。

辨证：风湿阻络。

治则：祛风除湿。

方药：秦艽15g，熟地10g，川芎10g，当归10g，白芷15g，苍术15g，黄柏10g，威灵仙15g，银花藤30g，狗脊15g，豨莶草30g，甘草5g。

7.周某，女，50岁，火车南站二局新管处2幢9号。1980年8月16日。

20天前，右手内外两侧经脉疼痛，项强，难于转侧，二便如常，饮食一般，舌正，苔白，脉沉，微汗。

诊断：痹证。

辨证：寒湿阻络。

方药：拟独活寄生汤加减。

独活 10g，桑寄生 15g，川芎 10g，当归 10g，党参 30g，怀牛膝 15g，细辛 3g，秦艽 15g，桂枝 10g，白芍 30g，熟地 10g，茯苓 10g，杜仲 10g，甘草 5g。

8. 鲁某，女，53 岁，解放中路木综厂。

饿血（空腹血）：胆固醇 240mg/dL，甘油三酯 85mg/dL。眩晕，腰胀痛，口干苦不思饮，喉间痰阻，脘胀，眼胀，怕冷，左上肢冷痛，二便正常，舌红，苔黄，脉沉细，心累。

方药：菊花 15g，钩藤 15g，葛根 15g，川芎 10g，大枣 10g，秦艽 15g，牛膝 10g，草决明 10g，制首乌 10g，夏枯草 30g，山楂 30g，丹参 10g，甘草 5g，党参 30g。

9. 何某，男，46 岁，南桥中药店。1980 年 8 月 22 日。

脑震荡一年余，头昏晕，腰痛，四肢麻木，神倦，眠差，记忆减退，食少，舌红，苔薄黄，脉濡滑。

诊断：风湿。

治则：祛风除湿。

方药：秦艽 12g，威灵仙 15g，川芎 6g，红花 6g，薏苡仁 18g，藿香 12g，银花藤 24g，夏枯草 15g，怀山药 15g，荷叶 12g，白蒺藜 15g。

10. 余某，女，50 岁，新二村。1980 年 8 月 22 日。

双下肢冷痛，腰痛，腹胀，头昏，食少神倦，二便正常，耳鸣咽干，口苦，冲热，项强，舌正，苔黄腻，脉弦缓。

诊断：风湿。

辨证：阳亢夹湿。

治则：育阴潜阳，祛风除湿。

方药：白芍 18g，生地 15g，黄芩 15g，夏枯花 12g，秦艽 12g，银花藤 24g，枸杞 15g，桑寄生 15g，续断 15g，威灵仙 10g，防风花 [6]15g，杜仲 15g，白蒺藜 15g。

11. 张某，男，29 岁，外地。1980 年 8 月 23 日。

全身发斑，痒痛，二便、饮食正常，口干思饮，心烦，苔薄黄，脉洪滑。

诊断：斑疹。

辨证：阳明血热。

治则：清泄阳明邪热。

方药：生地 15g，连翘 15g，银花藤 24g，丹皮 12g，玄参 18g，赤芍 12g，生石膏 30g，生甘草 6g，蒲公英 24g，紫荆皮 12g，黄芩 12g，白鲜皮 15g。

12. 刘某，男，49 岁，96 信箱附 7 号。1980 年 12 月 1 日。

头顶痛，头皮发痒，有蚁走感，夜间潮热，盗汗，眠差，行走恍惚，舌红，苔薄黄，怕冷，脉弦细。

诊断：头痛（脑动脉硬化，高血压）。

方药：制首乌 10g，白蒺藜 10g，钩藤 15g，草决明 10g，熟地 10g，黄精 20g，夏枯草 30g，川芎 10g，粉葛根 15g，枣仁 10g。

---

[6] 防风花：现已少用，特摘《药性论》功效描述：主心腹痛，四肢拘急，行履不得，经脉虚羸，骨节间疼痛。

13. 肖某，女，23 岁，医疗设备厂。1980 年 12 月 1 日。

全身关节冷痛，游走不定，腰冷痛，白带多色黄，饮食正常，夜间尿频，色微黄，口干思冷饮，目干涩，多梦，舌红苔黄，脉右弦数，左细数。

诊断：风湿。

辨证：风湿阻络，化燥伤津。

方药：银花藤 30g，秦艽 15g，防己 15g，威灵仙 15g，狗脊 15g，川牛膝 15g，枣仁 15g，茵陈 5g，白芍 20g，当归 10g，川芎 10g，白芷 15g，党参 30g，苍术 15g。

14. 刘某，女，21 岁，地质局小文队。1980 年 8 月 22 日。

腰腹胀痛，每遇经期或天雨连绵加重，脘部隐痛，二便正常，饮食尚可，月经有瘀块，时感下肢酸软无力，舌红，苔薄白，脉细数。

诊断：腰痛。

辨证：湿浊阻络。

方药：晚蚕沙 24g，薏苡仁 18g，秦艽 12g，银花藤 18g，枸杞 15g，藿香梗 12g，厚朴 12g，六一散 18g，丝瓜络 15g，陈皮 12g，嫩桑枝 30g，白蒺藜 15g。

菊斋医话

尺浮

　　《金匮要略》谓："病人脉浮者在前，其病在表；浮者在后，其病在里，腰痛背强不能行，必短气而极也。"（文按：浮在前者，阳分以外窍为解，气托于外位，知和之、解之在表。后脉反浮，知阴气不降，浊出与阴分外位或逆出阳分化热，出阴分外位，见痛、疮、疽、内风、血瘀等，逆出阳分化热于其所位见诸热证）所指前后，历代注家均以寸尺释之，实为定论，观《金匮要略·黄疸》"尺脉浮为伤肾"之说，足资佐证。20 世纪 50 年代初，余在金马乡间行业，三圣乡（今温江天府乡）一张姓木工，年逾花甲，罹病半月，初起发热、咳嗽，西医诊断为肺炎。经中西医治疗，效果不彰，渐至神昏、喘促、肤热、肢冷，势濒于危。其家人用滑竿抬来求诊，察其面色灰黯，舌苔薄白少津，脉细弱，在尺浮而无力。断为阴损及阳，肾不纳气，投以桂附地黄丸全方，方中重用熟地、枣皮。一剂后，肤热即退，四肢转暖，神志清楚，呼吸平稳，尺中浮象收敛，六脉虽仍细弱，但已呈缓和之象。后再就原方加减，数剂而愈。大凡此类里病，当以尺中浮而无力为据。若浮而有力，则系寒盛于内，为阴实之征（文按：阴实有三，一者，阳分气因阴邪遏阻，而现诸寒象；二者，阴分实气搏结，而现诸积象，此不限于阴邪实结，阴分阳热出外位结实，尺脉亦见浮而有力，当以消热毒壅积之法治之；三者，阴阳分气弱大虚，不荣诸位，诸脉塞闭，现诸衰象）。治当温散，或导水，或攻积，或行瘀，开其闭塞，助其浮阳内合，如白通加猪胆汁汤即为此类证候而设。尝治一女青年，从四川调往新疆工作，患痛经甚剧，发则难耐，温温欲吐，经期推迟，面白少华，舌淡，苔白薄而滑，两尺脉均浮紧，予《金匮》温经汤加北细辛少许与服，一剂即痛势大减，再剂而愈。

真热假寒

　　光府君光汉公，号朗霄，晚自号涵斋主人，20世纪40年代至50年代初温江之名中医也。尝治族弟永声真热假寒证，其辨证之精确，胆识之过人，堪称医林典范，足可启迪后学。时永声年十六，患高热近十日不解，渐至神昏、厥冷，脉微细欲绝。众医咸谓亡阳在即，非大剂参附不足以挽狂澜于万一，方已拟就，嘱立即与服，否则难及，永声家族人难决。适光府君方自宜宾返里，行装甫卸，其家即闻讯邀诊。遇则所见症状颇似众医之论，然以手触其腹，则见患者呻吟，并有撑拒之意，心窃疑之。乃令尽启户牖，揭帐细察，发现患者额部正中蒸蒸汗出，扪之灼手。询其大便，谓已十日未解。光府君曰，阳明之脉交于鼻与额中，其处发热汗出，当为阳明蓄热之热蒸象，而腹痛拒按又系阳明里实之候，热深则厥深，故有神昏、厥逆、脉微欲绝等症，此属真热假寒证，误投阳刚之剂必不救，乃毅然投以大承气汤一剂，并嘱浓煎参汤一碗备用。黄昏服药，动更即闻患者肠鸣有声，夜半深大便一次，干燥色黯。少顷，再进药一次，腹中雷鸣，早畅解一次。患者神志渐清，手足转温，脉亦渐出，唯精神疲惫难支，遂予独参汤频频与服，至天明即知饥索食。以后酌加调理，未及十日，康复如初。

急腹症

当今之世，多谓中医长于治慢性病，短于治急性病，中医界持此论者亦颇不乏人，乍闻之下，似甚有理，细审之则又未必尽然。中医疗疾已历 2000 余年，在西医未传入中国之前，我国人民之保健，民族之繁衍，莫不仰赖于中医，其对各种急性病之治疗和预防，实已积累不少宝贵经验，若谓其法未臻完善，在某些方面不及西医，确系事实。若谓其完全落后，不堪一言，则系纯出主观武断之见，难以令人信服。

回忆早年行道乡村，曾多次运用中医理法方药治疗急性疾病：一杜姓农民患急性阑尾炎，夜半邀诊，为书大黄牡丹皮汤，仅两剂而愈。一朱姓农民患肠梗阻，腹疗痛不耐寻按，呕吐粪便，便秘、发热、口渴，前医迭用大承气汤，病不稍减，势已垂危，与伏龙肝泡浸取水，煎服槟芍承气汤（文按：手稿中记录槟芍承气汤，而常方中无此名，疑笔误，或为槟榔承气汤或槟芍顺气汤，但就此病机而言，似槟芍顺气汤更贴合）。一剂吐止便通，腹痛顿止；唯见发热汗出，精神倦怠，烦渴思饮，脉象虚大，急投生脉散合养胃运脾之品，数剂而安。10 岁许幼童，暑月呕吐下利，神昏肢厥，面色青白，脉微欲绝，急搓艾绒在其神阙、关元、气海三穴隔姜片火灸，各灸三壮后即神清脉出；继投胃苓汤加减，一剂即愈。一农民夏日赶集，突发腹痛，面青肢冷，呻吟难耐，脉象沉迟，嘱急煎附子芍药甘草汤，未尽剂，痛止如常人。又尝治钩端螺旋体肺大出血患者数人，症见喘促咯血、神昏肢厥、脉象沉微，亦仿前治幼童例，光在神阙、关元、气海三穴隔姜艾灸三至五壮，待其神识恢复，手足转温后，投参、麦、味、萸、地、附及茅根、藕节、蒲黄炭等药，一般一剂即获效；以后再视其偏湿偏热、在气在血等病机变化，辨证施治无不取效。

诊疗伦理

刘藻臣，温江涌泉乡人。清末秀才，儒而业医，清末民初，行道城乡，声名颇甚，性狷介拘执，坚守礼法，从不苟且。其媳之母染恙邀诊，刘乘舆前往。至则但诊其疾，绝口不提戚谊，更无慰问之词。临去，媳家以彼此亲戚，未送诊金，刘竟停轿坐索，足取始罢。适归，命家人置办丰盛礼品，刘复亲送媳家，当面向患者抒叙戚谊，表示其慰问之忱，绝口不谈疗疾之事。知者询其故，刘告之曰："初赴媳家，我为医生，彼乃病人，此行目的纯属诊病，医生辛劳，病人付酬理之常也，安可稍废？我为媳之翁，彼为媳之母，再次前往其家，系出自至戚之谊，探视其疾，伦理之常也，岂可不顾。"闻者惊奇，一时传为街巷趣谈。

晚期肝硬化

新都农村一老姬，患鼓胀病多年，日趋危重，送医院，确诊为晚期肝硬化伴腹水，谓已无法挽救，并预言其存活时间将不会超过一月，劝其回家准备后事。此事发生在 1961 年，举国正处于极端困难时期，各种物资均甚匮乏，患者亟思甜食，一时颇难筹办。幸其子天性纯孝，乃不惜代价，从邻近乡场为其母购得四两白糖和一斤鲜活鳝鱼。在返家途中，由于二者混装同一篮内，遂致所有白糖均散落于鳝鱼群中，及至抵家方始发现。唯见鳝鱼中含糖涎沫水颇多，因见其母索糖甚殷，无已遂以一碗? 含糖涎水以进，其母不遑计及，大口啜饮，顷刻而尽。翌日，其母自觉腹中较前宽松，精神转佳。不数日，其子又设法购得白糖鳝鱼，有意将糖融于鳝鱼水中，候起涎沫，即以之与服，病情又见好转。如是者七八次，其母凤疾竟告痊愈。后经医院检查，肝功能已基本恢复正常，并叹为奇迹。白糖与鳝鱼相混所产生之涎水能治肝硬化腹水，方书迄无记载，余亲闻其事，言者凿之，姑记之以为后世查考。

保产无忧散

（一）

保产无忧散一方，由当归、川芎、芍药、黄芪、甘草、厚朴、枳壳、荆芥、羌活、川贝母、菟丝子、焦陈艾、生姜共十三味组成。此方不仅能治妇女孕期房欲过度而致滑胎，更可用以治疗临产催生，效用无穷，为先父昔年所习用，余用之亦多获奇效。全方看似杂乱，实则寓意颇深，配伍严谨。方中以归、芎、芍和血，黄芪、甘草补气，气充血和则胞胎得养。气以通为补，故取厚朴、枳壳以理气，气行则血行，使其周布而无壅滞之弊；肝主藏血，性主疏泄，故用荆芥、羌活祛风疏肝；肝郁酿热，每生郁痰，乃用川贝母一味平肝清肺蠲痰；菟丝子补肾，润而不滞，以护胎元；生姜、艾叶温胃暖宫，中下同治，藉收散寒祛邪，温通血气之效。唯各药用量均轻，其最大用量为黄芪、芍药、菟丝子均仅 6g，余药不过 3～5g。在具体应用时，当视不同情况而定：兼夹表邪而偏甚者，祛风散寒之剂宜稍重；气血亏损较重者，补气和血之剂宜适当增加；贝母、菟丝子性偏润滑，若欲保胎则剂量宜轻，若欲催产则剂量宜重。根据先父经验，本方用于催产，须在临产羊水破出后服药，其效方著。一般均在服药后 1～2 小时内顺产，并可减轻阵痛和产后诸种不适。

文按：《回生集》《仙拈集》等古之方书，亦载录有名"无忧散"方剂，"回生""仙拈""无忧"，医之文趣，可见一斑，医能却疾之忧，难却身之忧，药能却病之忧，难却命之忧，宋人杨万里《伤春》一诗："准拟今春乐事浓，依然枉却一东风。年年不带看花眼，不是愁中即病中。"后人将"不是愁中即病中"与李太白之"百年三万六千日"相组，便流行"百年三万六千日，不是愁中即病中"，虽意趣不高，却广为流传，以说尽命身因缘事故，无忧难得，无忧散易见。

（二）

先父治妇人分娩困难，常用前人保生无忧散，效果甚佳。余屡用之，屡获良效。方剂量甚轻，并强调不可过量，方中用量较大为菟丝子、当归、黄芪，其用量仍不过一钱五分，相当于今之公制不过四五克。以余之经验，方药剂量似可适当增大，余方各药剂量分别为：菟丝子 9g，黄芪 15g，当归 9g，白芍 7g，川贝母 7g，川芎 6g，芥穗 3g，羌活 5g，紫苏 5g，厚朴 8g，枳壳 8g，焦艾 6g，陈皮 6g，炙甘草 5g，生姜 6g。应用此方所需注意者，为服药之时间。其服药时刻须选在产门已开、羊水破出之际，否则效果不彰。据临床观察，一般在药后半小时左右，即可顺利分娩，大可减轻产妇痛苦。余以为，此方所以能具催产顺产之效，其义有三：一是用黄芪、炙甘草、当归、芍药、川芎益气补血，和营活血，俾其气血充盈周布，护其胎元。二是用菟丝子、川贝母固下清上，催生滑胎，缩短分娩时间。三是以芥穗、羌活、紫苏、焦艾、生姜，以及厚朴、枳壳、陈皮诸药温经散寒、宽中理气，使其经脉流畅，以助催生顺产之效。

七鲜饮

20 世纪 60 年代初夏秋之际，温江钩端螺旋体病再度流行，患者遍及城乡，农村罹此病者为数最多。此病见症为高热、头痛、心烦、脘闷，或渴思刻饮，或身重泛呕，甚则咳嗽、咯血、吐血，并常因肺大出血导致阴阳竭越而死亡。其时，余正供职于温江县中医药研究所，与已故名中医李召南同事，同居一室，暑气迫人，夜不能寐，乃互究该病发病机理及其防治方法。共同认为该病在温江发病，均在夏至之后，而温江又位于盆地中心，地势卑低，夏秋时降雨较多，暑热下迫，湿气上蒸，暑湿并重，暑性为火，湿性重浊黏滞，故其临床表现均呈暑温证候，其防治之法，应着重清暑化湿，生津保肺，使邪不深犯营血，方为上策。当谈及预防方法时，彼此互为纠补，拟成一方，由鲜藿香、鲜芦根、鲜毛银花、鲜菖蒲、鲜竹叶、鲜茅根、鲜车前草七味本地易于采集之草药组成，命名为"七鲜饮"。不久，此方即迅速在全县城乡广泛推广使用，普遍取得显著预防效果。余与李召南将此方在双流城关应用，效果明显，并曾作详细总结。成都中医学院教授吴棹仙老前辈赞本方轻灵便验。

风湿性心肌炎 [7]

风湿性心肌炎一病，主症为心悸、胸闷痛，常兼见头昏、身重、肢体疼痛、喘气泛呕等症，属中医"胸痹"证范围。究其病机，主要在于湿遏上焦，心阳受制。故其治疗，重要当以蠲除湿邪、通阳开痹为法。然而湿邪为病，易犯脾胃，因而往往伴见中焦症状；湿郁肌肤，营已失调，风寒诸邪最易乘虚入侵；湿邪久伏，常可酿热而致咽喉肿痛，甚则深犯营血，发而为疹。前人谓："湿邪为病，病难速已。"故此病缠绵难治，非旦夕所能全功。我治疗此病常以《金匮》瓜蒌薤白半夏汤为基础，随症加减化裁，每收良效。兹举一例，以为佐证。

张某，女性，22岁，温江涌泉四川省邮电电缆厂工人，1990年6月1日初诊。患者于1989年9月发病住院，确诊为"风湿性心肌炎"，一直经中西医治疗，效不显著。诊时头昏，身倦，心悸短气，左胸闷痛，肢体疼痛，嗳气泛酸，大便不爽，小便时黄，面色㿠白，舌胖大，舌质淡布有细小紫斑，苔白黏，脉弦濡，诊为湿阻心阳，脉络瘀滞之"胸痹"证。方用瓜蒌薤白半夏汤加味：薤白三钱，瓜蒌四钱，法半夏四钱，茯苓四钱，陈皮三钱，枳实三钱，苍术四钱，厚朴四钱，黄连二钱，丹参四钱，赤芍四钱，竹茹二钱。共服2剂。

二诊：胸痛减轻，脉症如故，改予瓜蒌薤白半夏汤合苓桂术甘汤加味，以加强通阳祛湿之力。药用薤白三钱，瓜蒌四钱，法半夏四钱，桂枝三钱，茯苓四钱，白术四钱，陈皮三钱，枳实三

---

[7] 此医话所叙之案，治疗全过程记录于前，可以参照而看。

钱，竹茹二钱，炙甘草三钱，大枣五枚，生姜八钱。2 剂。

三诊：心悸及胸闷痛均见减轻，双手背出现红色细疹，湿郁化热，犯及营血而有外透之势。宜因势利导，力求宣泄于外，勿使内陷为吉。药用白蒺藜四钱，荆芥三钱，蝉衣一钱，连翘四钱，地肤子四钱，茯苓皮四钱，法半夏四钱，陈皮三钱，山栀仁四钱，丹皮三钱，赤芍四钱，饭红豆六钱。2 剂。

四诊：红疹继发及于背部（文按：凡心之疾患，应于胸，阴位现症。胸症减而应上肢末，是透邪出营卫；继应于背，是解于阳位），胸已不痛，但成闷满，且其闷满及心悸均只在午后始甚，咯痰不爽，大便间日一解，小便微黄，舌淡，苔白滑而黏，脉弦濡而缓，营血之邪既已如透，仍当继续祛湿蠲痰、通阳开痹为治。薤白三钱，瓜蒌四钱，苍术四钱，白术四钱，桂枝三钱，法半夏四钱，茯苓四钱，炙远志二钱，石菖蒲三钱，化橘红三钱，炙甘草二钱，竹茹二钱。2 剂。

五诊：胸闷，心悸已甚轻微，咯痰亦爽，眠食俱佳。

此病连续治疗达 10 个月之久，其间先后感受暑湿、秋燥、风寒等时邪，病情曾有起伏，并曾几次出现咽痛、泛呕、腹泻等症，均按"随证治之"原则，予以有效控制。经一年多观察，已告基本痊愈。

蝉花无比散

先父治目赤肿痛及齿龈肿痛，常应手即效，余多年用之，亦有桴鼓之应。大凡目赤肿痛一症皆由风热邪引动肝热而致，治法当以疏风清肝为主，蝉花无比散最为妥剂。其方由蝉衣、杭菊、黑芥穗、白蒺藜、薄荷、生地、川芎、丹皮、赤芍、焦栀、黄芩、当归、甘草组成（文按：蝉花无比散方书收录，多与戴尧天先生传方有差别，或再经调整而为戴之验方）。方中生地、川芎、丹皮、赤芍不仅能凉血活血，且具"血行风自灭"之意。芥穗一味炒用，尤具入血除风之用，实可提高疗效。至于齿龈肿痛一症，则多为阳明郁热所致，上下齿龈乃手足阳明循经之处，治当选用直清手足阳明之清胃汤。清胃汤由生石膏、黄芩、升麻、地骨皮、生地、丹皮、赤芍组成，方中石膏、升麻入足阳明，黄芩、地骨皮入手阳明，均具较强的清热作用。阳明为多气多血之官，故除直清其热外，更需佐以凉血活血之生地、赤芍、丹皮诸品始为合拍。先父治此症，常于方中加用炒芥穗、薄荷、白蒺藜等药，藉收"火郁发之"之效，余屡用之，确能提高疗效，尤其是用在因热郁而致营卫失调兼见恶寒发热者，更为必要。

中西医学论

自西学东渐以来近 300 年，中医学术受其影响，渐次发生变化。其变化情况由小到大，由微而著，大体上可划分为输入萌芽阶段；中学为体，西学为用阶段；抑中扬西，盲目崇洋阶段；中西医并存发展，逐步实现中西医结合阶段。就目前形势而论，当以最后一个阶段为主流，但抑中扬西，盲目崇洋余波仍在很大程度上发挥作用。其产生影响固多，然其最著者，莫甚于对中医学继承发展之影响。中医学相沿迄今已历 2000 余年，形成比较完整之学术理论体系，维系我国民族生命之生存与繁衍，无论外战内伤，均积累有极为丰富之经验。而时下所持看法，往往认为治外感诸症西医为优，甚至不少中医亦完全赞同此论，遂至抛弃伤寒、温病之学。每遇热病，不是委之于西医，便是自行改投西药，一旦无效，即束手无策，以此自暴自弃，遑论钻研学术，精益求精，良可慨也。古人治外感，必先辨六淫之邪，时今之异，以及禀赋之强弱、饮食之嗜好、地域之特性，辨证求因，审因论治，故其疗效卓著，斐然可观。今人见不及此，常以银翘、桑菊诸方治一切（外）感症，投剂不应，遂认定中医治疗无效，而不思着力于勤求古训，博采众方，辨证论治，继承创新，以求中医学之进一步发扬光大。治学之道，首当严谨，最忌轻率，在未登堂窥奥前，万不可自以为是而妄下定评，轻言取舍。一些业医者无论中医西医，造诣均浅，胸无点墨，然而动辄夸夸其谈，任意发表主张，以示个人学识渊博，见解高妙，哗众取宠，莫此为甚也。

尿疗

1992 年 7 月 25 日《参考消息》刊载纽约《侨报》6 月 12 日报道，谓一年多前，一日本医师到中国台湾宣传尿疗法，引起轰动，部分人试饮之后感觉有效，于是饮尿即在台湾广泛流行。饮尿者，被称为"喝尿族"，其成员以知识分子、政界人士、公务员为多。"喝尿族"认为，饮尿可减缓皮肤衰老，一些年轻妇女进而用尿代替洁面霜、洗发水一类人工化妆品，以期收到美容效果。以尿入药，在中医著述中相沿甚久，以童子尿为上品。童子尿或称童便，性凉味咸而入血，功能消瘀止血，善治吐血、咳血、咯血、衄血，并治阴虚火动而致热蒸不退之症。朱丹溪对此药极为推崇，谓："降火最速，莫过于童便。"先父于诸血证中每多用此，屡获显效。全国著名中医蒲辅周于20世纪30年代治一少妇病内热2年，诸药不效，嘱单服童便，每日3饮，每服一盏，二十日效，六十日痊愈。又治一消化系溃疡病大出血，用《金匮》柏叶汤，以童便代马通汁而愈。吾乡民间亦有以尿疗疾之法，一般以晨尿为佳，俗称"还元汤"，除以之疗诸热病、血证外，谓尚有强身健体之功，台湾饮尿风气之兴或与此有关。近世中医每多视尿液为不洁之品，弃而不用，即用之，病者亦往往不饮，然该品确具疗效。鄙意是否可由有识之士来用现代科技方法将其消毒提纯，既使之合乎卫生要求，又能保持其固有疗效，则斯功至大矣。

　　文按：戴尧天先生从医理而评析此现象，甚公允。不过我就此想稍言题外之话，喝尿、打鸡血、甩手，如一二人为之，不成为社会现象。若成为社会现象，虽因养生保健而展开，总别有其征兆，博涉于史者可知，见微能知著。凡现象之现，亦有层次，作为为因，心理先变。其应者，天地；其现于人之再作为，最后也。

九子地黄丸

　　现代已故名医蒲辅周（1888—1975），四川梓潼人，擅长内妇儿科，尤精温病，处方用药法度谨严，往往于平淡中创奇功。生平虚心好学，博采众长，临床经验极其丰富。在其所著

《蒲辅周医疗经验》一书中，记其早年习医时，从梓潼一龚姓老医处授"九子地黄丸"方，谓能治疗控制一些眼病如白内障等。该方组成为熟地黄100g，枣皮、怀山药、茯苓、泽泻、丹皮、五味子、枸杞子、沙苑子、决明子、青葙子、茺蔚子、菟丝子、覆盆子、车前子各25g，共研为细末；醋制龟甲50g，另研细；磁石50g，火煅醋淬3次，另研细；沉香粉5g。各药和匀炼蜜为丸，早晚各服15g，淡盐汤下。忌辛辣、酒、蒜，不过用目力。1992年春，温江县委统战部长方某先患眼病，经检查确诊为白内障，余用此方治之，一剂而效。方中沉香一味真品难觅，且价格颇昂，改用降香10g以代。降香又名紫藤香，气味辛温，功能入血降气，以之入于本方代替沉香，借诸滋阴潜镇药物之力，可免其辛温横散之弊，是亦方药配伍之道也。

治暑心法

　　吴达字东旸，江苏江阴人，清光绪时名医，晚年行道上海，声名甚著，所著《医学求是》主要（观点）是"即诸证之易于误治，且误而不觉其误者，次第著论以辨之"。其中的论辨伏暑及血证最为精当，吴氏鉴于叶诸温热病名家对伏暑一证论治尚未周备，乃宗章虚谷《医门棒喝》中暑乃火湿合化之说加以引申发微，颇有助临床。吴氏认为，治暑大法不外泄热、渗湿、驱浊、清火四端。辨证要点在于区别热、湿二邪之孰重孰轻。其具体治法：凡初感新凉，外闭不甚者，用薄荷等轻清之品；外闭较甚者，则用浮萍开泄。吴氏竭力推崇浮萍之用，谓"浮萍其性轻清，能开皮毛，不伤津液，不耗营血。遇火郁而宜开泄者，春、夏、秋三时之病皆可进之。"苟外邪既重，内蕴亦深，湿郁火升，头有汗而身无汗，当先渗其湿，次清其火，以救肺胃；亦当佐以浮萍，开其外闭。皮腠不闭，发热汗多，两足独冷者，乃湿郁于中、火浮于上之象，可用苓、薏、斛、滑等渗湿利窍，加黄芩以救肺急，杏、陈和肺气，青蒿、柴胡和解少阳。口渴不甚，用半夏；渴甚火升则去半夏，改用栝楼根；胸脘痞闷，用豆豉、山栀。倘湿邪先退，火邪内炎，症见脉大、汗多、口渴、热甚，则用石膏知母汤。若火邪渐去，汗减而呛咳痰多，胸闷纳差，倦怠嗜卧者，可酌加豆蔻、砂仁、厚朴、半夏之属。若火炼肺金，液结成痰，咯吐不爽，口渴唇焦，此为秋燥时病，宜用石膏、知母、麦冬、川贝、白芍、桑皮、杏仁等药，但应适当选用淡渗之品。如果邪郁少阳，寒热并见，除和解少阳外，必以利湿降浊之剂，滑石功能清上热而利下窍，当为首选药物。若火刑肺金，传于大肠，陡见泄泻，泻时直喷，不得疑为食积、虚寒，误予温中、消导，但宜仿白头翁汤之意，清解其火；或有湿重之伏暑患者，白苔遍布，厚腻异常，脉细涩，进半夏、厚朴等无效者，可用附子、干姜、川椒、葱白，以猪胆汁为引，切忌寒凉而用下法。

　　文按：戴尧天先生以治暑心得运用在内科临床诊治中，别具特色。吴东旸所留"误而不觉其误"一句，颇值玩味，晚近从温热病家而立法者，所宗理论多为津变层次，热由表入血，其理稍乖；用之杂病判断，误会稍多。实则伤寒立法在阳分，不过外气与津液变法；温热立法在阳分，不过内气与津液变法。伤寒阴分立法，不过阴气升降法；温热阴分立法，不过阴位升降法。

吴氏其人,我倒不熟悉,但见戴尧天先生论述其于治法发挥,知其人深谙阴分气与津液变法,而阴分气与津液变法之中,如何降津复阴位?如果理浊顺阳位,其火、热、燥、湿,尤其是燥湿并现,火湿并现,则非一湿热可以道尽,此公谙于此道,可裨温热杂病治疗之病机认识不足处。戴案中多有此发挥,见析案论述可知。近人后学崇拜叶氏甚多,颇具半部"临证指南医案"打天下之信心,叶案美自美矣,其治法缺陷亦多暴露其中。不过,后人以光环甚剧,不敢直视。虽自徐后,批评亦多,但多未切其要害,留暴后人以医家斗嘴玩笑。晚近张山雷对叶案评议甚为精到。

吴氏论血证,首先强调"必探其原"。认为血证之作,直接关乎脾胃之升降,以太阴、阳明为主,而升降之权又在于中气(文按:此处展开而论,篇幅较多。血是阴分大枢,枢位病治本于升降,太阴、阳明二位升降固然,厥阴、少阳,以及少阴、太阳升降亦然。虽吴氏之太阴、阳明未必言六经,但总归而说,血之枢调,升者:阴分升气化用之降;降者:阳分阴气凝精之升。其中升降玩味,未必泛泛可详,故所以吴氏补理于五脏功能发挥,付与读者体味)。中气旺则脾升而胃降,中气败则脾郁而胃逆。肾水温升,脾气上达,则肝木得遂其疏泄之性。心火清降,赖胃气以下行,则肺金得行其收敛之功。肝胆互为表里,胆内寄相火,脐下之沉郁而痛者,肝木郁于下而不得上升也,两胁之痞胀而痛者,相火逆于上而不得下降也。肝木不升则克脾土,肝木不降则克脾土,盖肝木赖脾土以升,肝木赖脾土以降也。

吐血实证,有衰证者,泄其表而自平;内火甚者,清其火则自安。"寒者温之，热则清之"虽为治病不易之法，但血证用泄热之品，万不可伤其脾阳。治吐血、衄血，当降其上热，温其下寒；治便血、溺血，当清其下热，理其中土。必须临证细审，参以脉象，随意变通，以脾胃为主持，以升降为运用。若因忧思郁结，脾阳受困，肝郁生风，胆火内动，风火相煽，血从上溢，治当清火熄火、敛肺降胃。用白芍培肝之体，清其相火；麦冬养胃之阴，清其君火；丹皮疏肝逐瘀以平风木；牡蛎、五味子、柏叶以敛肺金；半夏以降胃逆；重用炙甘草以和中。火甚气粗，可佐元参、川贝之类，但须佐以茯苓渗其土湿。血色瘀紫者，加干姜以温之，桃仁以逐之。脘闷少纳者，用砂仁以疏之。上热下寒者，元参、黄芩、干姜尽可并用（文按：此虽非伤寒药对，却深得伤寒层次心法）。去血过多而气脱者，可重剂参、芪。色欲过度而患吐血者，治用当归、首乌、阿胶等培其肝血之源，而砂、夏、干姜亦不可缺。大吐后，血去气衰而见寒栗，椒、附亦当暂用。偶吐鲜血而上热者，重在养阴逐瘀，燥土和中，不用砂仁、干姜之类，惟当用半夏降逆和胃。设有两胁痞满刺痛者，可加入柴胡、醋煮鳖甲。久咳痰中带血，或痰后大吐者，乃脾湿传肺，胃失和降，肝木困郁不得疏泄所致。治法以桂枝宣通肝络，而以白芍佐之，用丹皮逐瘀，茯苓渗湿，参、草、干姜以培土温中，牡蛎、柏叶以敛肺，并重用半夏以降胃逆，少加五味子，瓜蒌、五味子同用而收开阖之义。切不可徇世修之见，徒以清肺凉血之剂投之。滋阴之药，其性呆滞，痰血胶凝，经络阻塞，遂致缠绵难愈，终致不救。

腰椎间盘突出

　　成都市电影公司职工李某，年四十，患椎间盘突出，腰痛甚剧，难于俯仰，双下肢强痛，行动不便，屡经治疗，久而不愈。医谓须手术治疗，而转求余诊。面青不泽，形疲神疲，舌质淡紫，苔白滑、根部略腻，脉弦细而涩。诊为寒凝血瘀，督脉受损。拟阳和汤加减，炼蜜为丸。方药组成为熟地150g，鹿角霜200g，北细辛10g，续断150g，当归60g，红花30g，麻黄15g，怀牛膝90g，炒小茴香20g，炒橘核20g，炒杜仲150g，桑寄生30g，川乌、草乌各60g，骨碎补60g，川芎（炒）30g，生甘草30g。所制丸药，每丸重12g，早晚空腹各服一丸，淡盐汤下。服完上药一料，各恙大减，仅腰部微感胀痛，步履如常，已能骑自行车任意来往。后再照原方继服二料，基本恢复正常。此病始诊于1992年3月，至同年9月，共历时半年之久。方中小茴香、橘核同用，暖肝温肾，行气止痛，可加强乌头、细辛、麻黄温经散寒之效（文按：茴香、胡芦巴之用，医者少有发挥，阳分欲降，降以升用。柴胡、桂枝、石膏三味开其通路，阴分欲升，升以降用。开通路者，干姜一也，细辛二也，茴香、胡芦巴三也）。熟地、鹿角霜、续断、杜仲、怀牛膝、桑寄生诸药，其主要作用在于填补督脉；而骨碎补味苦性温，归肝、肾二经，既可温肾补督，又可活血续伤，一药而兼二用，实为治疗本病之良药。至于当归、红花、川芎之属，则是为活血散瘀而设。生甘草一可缓解乌头之毒，二可制温药之燥。由于遣方用药较当，故其疗效上佳。通过本病之治疗，可知椎间盘突出一症可用中药控制，能明显减轻其症状。

不孕

20世纪60年代中期，成都军区某军官之妻结婚四年未育，屡经多方治疗，迄无效果。其妻固与余所在中医院女徒王经碧相识，乃通过王向余索方。以其人身体尚属正常，别无他苦，揣其不孕只因似为冲任亏损、精血不足所致，乃为书五子衍宗丸一方。方用熟地、枸杞、覆盆子、车前子、菟丝子、五味子、砂仁、陈皮、沙苑蒺藜、怀牛膝等药，嘱其试服。越年，语余曰，彼连服上方十余剂，旋即受孕，现已顺利分娩，产一男孩。五子衍宗丸为治疗不孕不育症之著名古方，疗效卓著，为医家所习用。据近人报告，以本方加减用于男性不育症，可提高精子密度、增加精子存活率、促进精子平均速度。

疑难病治疗心得

疑难病多属病因多端，寒热互见。阴阳胜复，虚实并存。治疗上每感顾此失彼，至为棘手。必须本诸《内经》"先其所因，伏其所主"，以及"病有三虚一实者，先治其实，后治其虚"之训，查其主因，辨其寒热，别其阴阳，审其虚实，分其主次，明其缓急，如是方能不致为复杂之症状所惑，在处方用药上燃犀独照，居于主动。否则，茫然不知所从，即使勉为用药，亦必杂乱无章，效经不显，卒致束手无策，坐令病情恶化。1993年秋，温江县五金公司职工家属孙某，年五十，长期患"风湿性关节炎""左下肢静脉管炎""腰、颈椎骨质增生"等病。全身关节游走作痛，脊柱前屈背驼，左下肢青筋冷痛，头晕，耳鸣，口苦咽干，腰痛，尿黄；每因事忤意则脘痞胁胀，泛呕噫气，舌淡紫，苔白略厚少津，六脉沉涩。此证风寒湿邪并显，又见血脉瘀阻、热甚伤阴、虚阳上亢、肝胃失和之象，可先治其外，纯以祛风散寒除湿，甚或助以清热泻火之品，则将导致阴愈亏，阳愈亢，而凝滞之血脉势必因清热过甚，益见胶着。因思今昔以诸寒为痛，此病主症为痛，责其主因当为寒邪。寒邪积久，部分从热化火，均伤精血，累及肝肾，致有头晕耳鸣、口苦咽干、胁痛尿黄诸症。凡此当视为标症，根据"先其所因，伏其所主"原则，用乌头汤合三妙散加减：制川乌、制草乌各15g，北细辛3g，苍术12g，川牛膝、怀牛膝各12g，焦黄柏12g，白蒺藜12g，玄参15g，白芍15g，生牡蛎30g，红花9g，丹皮9g，鸡血藤15g，续断15g，炙甘草6g。自服此方后，各恙均大为减轻，以后即用原方加减。肝胃失调时，加入制香附、郁金、法半夏、陈皮等疏肝和胃之品，待其胃逆症状消失，复用原方。以是调治经年，病情平稳，活动自如，惜其服药并不经常，时断时续，迄未能根治。

近人李济舫，上海市嘉定人，擅内、外科。于1992年10月出版之《当代名医临证精华·肿瘤专科》一书中，介绍该县疡科老医萧汉江治疗初期乳癌、乳中结核、乳癖等验方"乳疡无忧丹"。谓是萧之秘方，从不轻易示人。彼用以治疗多人，确实收到卓著功效。兹将其全方录后。

陈蛀全瓜蒌3个，越大越好（文按："陈蛀"之物，今难得矣，天下之物，唯有唯灵，唯灵唯有，精则不众，华则失灵，似陈蛀、潮变这类，都有其性，不可小作敞帚视之），生地150g，土贝母（即浙贝母）120g，生香附120g，煅生牡蛎120g，漏芦90g，白芥子90g，茯苓90g，炒麦芽90g，王不留行60g，制半夏60g，全当归60g，橘叶60g，炒白芍60g，山青皮60g，广陈皮60g，炮山甲30g，木通30g，川芎30g，甘草30g。

上药共研细末，用蒲公英60g，连翘60g，煎汤代水泛丸，晒干，置石灰缸内收，勿使受潮。服法：一日3次，每次6g，饭后服。须连续服，勿间断，至愈为度。并宜忌口，凡椒、姜、海味、辛热等物皆在禁列，切戒恼怒、房劳。

此方与余生平治乳中结核、乳癖等症用药经验甚为吻合，可谓"先得我心之所同然耳"。夫乳房结块之症，大抵皆起于肝气不疏，郁火凝痰所致。方中以香附、青皮、陈皮、橘叶、王不留行、炒麦芽、木通疏肝理气开郁；生地、白芍、当归、川芎四物汤全方滋阴养血，维护肝体；瓜蒌、贝母、白芥、法半夏、茯苓化痰消积；漏芦、蒲公英、连翘清热解毒；牡蛎、山甲以软坚。全方本诸肝体阴用阳之旨，疏而不耗，滋而不滞，清而不寒，温而不燥，有治病之功，无损虚之弊。其可以久服，渐次消积于无形。余意以为，原方可加入夏枯花90g，玄参60g，其效当更加显著。

民间验方

1993年赋闲，一日于茶肆中听人介绍治疗糖尿病、结核性脑膜炎、子宫脱垂单方和验方，据称已治疗多例，疗效显著，建议余为之研究推广。

糖尿病验方：冬瓜皮（干品或鲜品均可）、白萝卜皮（干品或鲜品均可）、白甘蔗根、薏苡仁各适量煎水，不拘时服，每剂可煎 2 次，每煎服二至三日，一般服二三剂即可获愈。市供销社职员邓某患糖尿病三年余，中西医治少效，寻此方连服 2 剂，血糖、尿糖迅速趋于正常，身体渐次恢复健康。此前，用此方治疗者已有数例。

结核性脑膜炎单方：大蒜去皮，捣成泥状，敷贴于头顶正中百会穴，每次敷贴约 20 分钟，日敷贴 1 次，连续敷贴四五次即愈。介绍者谓此方曾治愈结核性脑膜炎近十例之多。

子宫脱垂单方：蒲公英干品一两，糯米二两，加水蒸煮至米熟成糊状，每日服食 1 次，三四日即愈。

骨肉瘤

温江武装部部长贺某之长女，年十二。20 世纪 60 年代初，左腕上内侧两寸处出现如胡豆大硬结，按之觉痛，不可推移，皮色如常，边缘清晰，面色姜黄，精神欠佳，原温江地区医院（现成都市第五人民医院）多次检查，确诊为"骨瘤"。其家属不欲手术治疗，转而就诊于余。察其舌淡白无华，苔白而滑，脉则沉细而迟。窃思此女禀性素弱，气血久虚，正虚邪实，遂寒痰互结，阻滞经络。若能益气养血以扶其正，温经祛痰以逐其邪，双管齐下，或可望其有成，乃书《外科症治全生集》阳和汤加减一方与之试服。药用麻黄 3g，熟地 18g，黄芪 24g，当归 9g，鹿角霜 18g，白芥 9g，北细辛 3g，肉桂 6g，炙甘草 6g，生姜 18g，薏苡仁 15g。服药 4 剂，"骨瘤"明显缩小如豌豆大；再 4 剂，即见完全消失。后以八珍汤合二陈汤半疏半补，其疾遂愈。迄今该女已长大成人，在成都从事医疗卫生工作，一切情况正常，20 余年未见反复。此病辨证关键：一是在于判定其正虚邪实，确立攻补兼施治则；二是在于依据"寒甚则凝""痰甚则聚"之基本认识，采取温经化痰之法，促使经络气机畅通，"骨瘤"以至消于无形。

文按：阳和一方为阴疽而设，其以熟地入阴分而降阴外透深位之浊变，当归通脉而渐次布浊于枢位，得麻黄、白芥、细辛透出阳分，与骨瘤一病病机解法甚吻。所谓寒痰未必能善解此方义，阳和一方，出自外科，禅内科阴分病治疗之方法。内科疾患中，凡阴位毒积，以至渐实而病发缓慢，可以以降阴通阳以透。

颈淋巴癌

张某，46 岁，温江原文教科会计也，与余素稔。1966 年秋，右颈侧肿大坚硬，伴见疼痛。其硬块凹凸不平，边界不清，而就诊于四川医学院附属医院，诊断为"颈淋巴癌"。其时正值"文化大革命"爆发，社会秩序渐乱，赴医院求治颇多不便，转而求余为之设法。语余曰："吾正壮年，不幸罹此恶疾，妻子体弱多病，女儿弱小，唯望稍延性命，对家庭多所照顾，于愿已足。"睹其病，聆其声，不禁为之怅然涕下。张体素丰，嗜食肥甘，家境艰难，事多忤意，每多借酒浇愁，欲平胸中块垒。推此以测其久病之源，为气、血、湿、痰相互纠结为患。盖膏粱厚味每多生湿酿痰而郁火潜伏，烈酒助虚，两相互结，必久由气及血，脉络瘀阻，故其肿块坚硬疼痛，较之一般为剧。观其发病部位，乃少阳循经之处，其为郁火为患，了无疑义。为处丸方：法半夏 100g，茯苓 60g，青皮、陈皮各 30g，白芥子 60g，白术 60g，制香附 60g，郁金 30g，炒栀仁 60g，川芎 15g，海藻 30g，昆布 30g，夏枯花 60g，生牡蛎 100g，建曲 30g，浙贝母 30g，玄参 60g，砂仁 15g。除嘱其必须认真服药外，尚需调节情志，豁达自养，食宜清淡，毋再饮酒。服药近月，颈侧肿块疼痛均见减轻；继又原方再进，至翌年（1967 年）病情一直稳定，症状更加改善。

肺癌

　　1995 年，先后接治两例"肺癌"患者，经半年施治，均获良效。一例患者康某，39 岁，双流县供销社职工，年前因咳嗽、胸痛、咯血住入四川省人民医院，被诊断为"肺癌"，用放疗、化疗等方法治疗，为时 3 个月，症状未见控制，神色日显疲惫，须发尽脱，形体消瘦，患者与余固有戚谊，乃专程来温，求余援手。诊时除有上述诸症外，并伴见短气、心悸、口苦咽干、头昏、耳鸣、舌红紫、苔白黏、脉丝细滑数。辨证为痰热结聚，肺络受损，气阴两伤，虚阳上亢。以《千金》苇茎汤为主加以扩充：炙黄芪 30g，北沙参 10g，麦冬 12g，知母 9g，三七粉 9g，川贝粉 9g，青黛 9g 与海蛤粉 12g 同布包煎，玄参 15g，白芍 15g，桃仁、杏仁各 9g，薏苡仁 24g，冬瓜仁 15g，生牡蛎 30g，干茅根、芦根各 15g。服完 4 剂，各症明显减轻，精神转好。以后即在原方基础上出入，加减枣皮、枸杞、生地、女贞子、旱莲、怀山药、百合、蒲黄炭、藕节等药。二三月后，毛发复生；半年后，诸恙尽去，精神恢复如常人。其间曾数度感冒，因治疗及时，幸未酿成巨变。

另一例患者曾某，78岁，系温江永宁乡小学退休教师，近年历经省、市医院检查，确诊为"肺癌"。后住温江县中医院治疗，病情日趋严重，其家属商询该院主管医生同意，就诊于余。主症为面白神疲、形疲脚肿、心悸短气、咳嗽多痰、咯血吐血、左胸背痛、痛势颇剧、昼夜难安、口干且苦、冲热耳鸣、舌淡紫瘦小、苔白黏、脉虚细滑而涩，辨证为痰热互结、肺损络伤、气虚血亏、阴精潜耗，仍以《千金》苇茎汤清热化痰为主，同时辅以益气养心、滋肾填精、通瘀活血、平肝潜阳之品，以求扶正祛邪、标本兼治。处方：炙黄芪60g，北沙参15g，柏子仁12g，怀山药24g，天冬、麦冬各12g，知母9g，桃仁、杏仁各12g，薏苡仁30g，冬瓜仁15g，阿胶12g，枣皮12g，枸杞12g，玄参15g，白芍15g，生牡蛎30g，三七粉9g，川贝粉9g，青黛9g与海蛤粉12g同布包煎，制乳香、制没药各6g，干茅根、芦根各15g。初服即安，以后即以此方加减化裁。半年后，食增神旺，活动自如，胸痛大减，咯血已止，头昏冲热、口苦咽干、咳嗽等恙亦见轻微，脉亦趋于和缓。目前，此病仍在治疗中。

文按：亦有闻梓潼一患者，肺癌求治乡医，药方少更，服一年，病去泰然。视其方，《千金》苇茎汤是也。苇茎汤治肺积；三仁（冬瓜仁、薏苡仁、桃仁）去肺浊变，利出津液；芦根生津利导，渐次由肺之上下通路而去。阳分阴位积变，与阴分外位积变治颇同理，但阳分阴位所去实者，尤须以津液和而降阴为顺。阴分外位积变，尤须透血浊、解毒、升气为顺。

艾灸救急

发妻张树清，30岁时因流产而致子宫大出血，昏厥脉微，喉间辘辘有声，亦急用隔姜艾灸法，在其神阙、关元、气海三穴连连施灸，立见神清脉回。投以十全大补汤，数剂告愈。事后，她告诉我，当施灸时，她感到一股暖和之气从腹腔缓缓上升，间时疾堵顿失，神识随之恢复，诚妙法也。尔后，尝以此法抢救多例钩端螺旋体病肺大出血患者，均获显效。这些患者出现肺大出血时，都呈现神昏肢厥，脉微欲绝症状，一般经施灸后即可消除危象。然后根据辨证论治，用益气、保肺、宁心、止血等法收功。艾灸神阙、关元、气海三穴以回阳救急的方法，得自龚子才（龚廷贤）《寿世保元》，效果卓著，实为中医治疗危重症的重要方法。

房劳腹痛

1953年夏天，金马一农民，年约四十，冒烈日来场上赶集，突患腹痛，初起尚能忍受，不久即逐渐加剧，急来求诊。时金马联合诊所草创伊始，条件非常简陋，病房并未备置临时止痛药物，只好来用中医药治疗。当时患者双手捧腹，疼痛难忍，面色青白，四肢逆冷，舌淡，苔白滑，脉沉细而迟。细询其发病之因，告以昨晚夫妇同房，纵欲较过，自晨迄今未得休息，精神颇感疲倦。随诊为阴阳两虚，寒犯太阴之证，为处芍药甘草附子汤全方，嘱立即就近觅地煎服，以便观察。患者在两小时内即连续服药2次，初服未久即痛止，堪称神效。《伤寒论》曰："下之后，复发汗，必振寒，脉微细。所以然者，以内外俱虚故也。""发汗，病不解，反恶寒者，虚故也，芍药甘草附子汤主之。"本病系急症，前期虽无发汗或攻下，但由于房劳太过，其病机与汗下误治损及阴阳则是一致的。芍药甘草附子汤中的芍药、甘草不仅可以缓中止痛，而其妙尤在酸甘化阴，以复阴精；更加温经散寒，以复其阳。药虽只三味，但却稳合病机，其效如标致，于此亦可概见古人制方用药之精当也。

三阳合病

农民富某，24岁，1964年夏秋之交发病，初起恶寒发热，头痛身痛，关节疲楚。他平素颇好涉猎中医古籍，自以为所患系感冒小恙，服荆、防等祛风散寒药，虽有小效，但病不解，迁延四五日，病势加重，被收入县卫协医院住院，请求我用中药治疗。症见高热，体温39～40℃，口渴，心烦，汗出不畅，头项强痛，指、腕、肘、膝关节肿痛甚剧，转侧困难，舌质红，苔白腻，脉濡滑而数。此证现具有白虎汤证的全部证候，又具有寒伤太阳、湿犯太阴之证。热炽阳明，湿滞太阴，颇多见于夏暑，前人立有苍术白虎汤治法，足可借鉴。治之非难，自感踌躇者是头项强痛及太阳经证的处理问题。

《伤寒论》称："三阳合病，腹满身重，难于转侧，口不仁，面垢，谵语遗尿，发汗则谵语，下之则额上生汗，手足逆冷。若汗自出者，白虎汤主之。"明确指出太阳、少阳、阳明三阳合病而阳明经证独盛时，当着重用白虎汤以清阳明，不可妄行汗下，否则后果堪虞。经反复思考，《内经》有"有故无陨，亦无陨也"之训，今本病为太阳经证，热势明显，自宜兼治。其汗虽出未多，乃寒邪闭阻之故，于是予苍术白虎汤加羌活、秦艽、防己、松节。服后，热渴大减，体温降至37.5℃，头项强痛及关节疼痛等症大为减轻，汗出烦止，连服2剂，诸恙更减，最后以东垣清暑益气汤加减调理而安。

经络辨证

经络学说不仅是针灸治疗的理论基础，同时在中医其他各科的临床亦具有重要的指导作用。早年曾见先父运用经络辨证治疗族弟永声热病危候获得十分满意的疗效，对我的启迪很大。当时族弟患热病已二十余日，症见神昏、肢厥、脉绝。诸医均认为亡阳在即，势难挽回，一致主张投以大剂参附，以希万一。先父恰从外地返家，闻讯立即往诊，果见上述各症，但经仔细探查，发现患者鼻额部独溱之汗出，扪之灼手。因思足阳明经脉起于鼻，交额中而内口胃，鼻额部独见热象当是胃腑结所致，而神昏、肢厥等症则为热深厥深，真热假寒之候，再以手压其腹，则见患者不能封护拒按。询其家人，则告以六七日未解大便。果系一派阳明热实证候。于是投大承气汤1剂，黄昏进药，不久即闻肠鸣矢气，夜半再进药一次，旋即连下燥粪 2 次，神志渐次清楚，手足亦逐步转温，唯精神极感困乏，乃予事先备好的独参汤频频予服。及至天明，便知饥索食。为了防止出现"食复"，仅给以稀粥。之后稍事调理，遂告霍然。先父的这一验案，突出地表明经络辨证的重要性。在神昏、厥逆、脉伏不见等情况下，如果不注意鼻额部的热象，不注意经脉与脏腑的联系，很容易以假作真，误热为寒，而犯虚虚实实之戒，终必铸成大错。

狂犬病

尝见先父用荆防败毒散加重剂黑竹根（禾本科常绿灌木，紫竹之根，南方多见）治狂犬病多人，都获得很好疗效。1953年春，我妻在田间劳动时被一只狂犬咬伤右小腿，伤处出现齿痕，但未出血。由于家事拖累没有及时治疗，一星期后，伤处皮色渐呈乌黯，痒痛日增，心神烦乱，显系狂犬病发作之候。先父处方即用荆防败毒散全方加黑竹根半斤，同时考虑到我妻平素体质较弱，复于方中加用党参一味以扶正托邪。连服 6 剂而愈，至今 20 多年来未见复发。一般服本方后可出现一时性的尿痛和血尿，我妻于服完 2 剂药后亦有此反应。先父认为这是毒邪外泄的佳兆，毒尽则尿痛、尿血自止，不为另作治疗。

马通

马通即马粪，民间相传谓能外敷以消痈肿，亦有文献报道能治阑尾炎。近来偶阅晚清齐秉慧（字有堂）所著《齐氏医案》，其中论马通的作用颇为详细。齐氏称马通"最能定痛，又不伤气，又能逐邪传物"。其入药以年久者为佳，并须炒用。齐氏主方用枳术丸（枳实一两，白术二两）加炒焦马通八钱，谓能治"痞块腹痛，手不可按者，甚神"。为了进一步印证马通的疗效，齐氏特地举出他治其亲家谭庭才绞肠痧一例验案，方用干马粪炒黑存性一两，干黄壁土少许捣碎微炒，加入黄酒一大碗煎好，布滤去渣，热服，据称一服而愈。不过，据齐氏经验，服马通后有"非吐即泻"的反应，估计此种反应可能与马通的逐邪化物作用有一定关系。马通甚少入药使用，齐氏在这方面的经验很值得重视，尤其是对于急腹症和肿瘤一类的疾病应用马通治疗，所以是一个新的苗头。

　　文按：凡阴分积毒实变，所谓通腑气，肠出秽浊，以利毒泄，而急病势汹，以硝黄通之。若外位积去，自须托阴气而透。见渐生之变，非性至浊陋，味至厚重之物，不可去其积，所谓用蜣螂、五灵脂多取其性，马通确少用。

麻黄连轺赤小豆汤

　　麻黄连轺赤小豆汤由麻黄、杏仁、生梓白皮、连翘、赤小豆、甘草、大枣、生姜等八味药物组成，具有宣透湿热的作用。《伤寒论》谓能治瘀热在里而见发黄之证，其实亦可广泛适用于湿热发疹，效果颇佳。一9岁小儿患肾盂肾炎，面目浮肿，小便短赤而频；伴见皮肤发疹瘙痒，咳嗽，发热，无汗，苔黄腻等症。处方用麻黄、连翘、桑皮、杏仁、苓皮、毛银花、六一散、饭红豆，鲜茅根一两（注：原稿中，独茅根有剂量，其余药未标注剂量）。
2 剂后，不但皮疹消散，而且浮肿亦告完全退去。一男性青年，
三年多来经常反复发疹，初为细小红疹，则转为水疱皮疹，其痒
难耐，往往影响睡眠，小便时清时黄，舌苔黄白相间而腻，脉
浮数，乃予麻黄一钱半，连翘四钱，桑皮三钱，薏苡仁五
钱，茯苓皮四钱，蝉衣一钱，刺蒺藜三钱，赤芍三钱，蛇蜕二钱（焙
干，研细，3 次和药冲服），甘草一钱，饭红豆一钱。连服此方
4 剂而愈，此后亦未见复发。类似这种病例治验颇多，足证本方
对湿热发疹具有很高的疗效。

哮喘

　　哮与喘在症状表现上有同有异，呼吸短促、张口抬肩为喘，
如更兼见喉间痰鸣有声则为哮。二者尽管见症不同，但其病因
却都是痰饮为患。痰饮的产生主要是由于肺、脾、肾三脏失调，
三焦气化不及，以致饮聚痰生，故治哮喘总以调理肺、脾、肾
三脏为第一要务。据前人经验，哮喘已发治肺，未发治脾肾。
实践证明，这一经验是相当正确的，值得重视。1963 年曾治一
例重症哮喘患者谢某，即运用这一经验而取得满意的效果。不
仅近期疗效显著，而且远期疗效亦较理想。

　　谢某，32 岁，系温江某银行干部，6 岁时患麻疹，疹后曾
发作哮喘。1956 年因受凉又发作一次，当时症状轻微，数日后
竟不药而愈。1961 年在农村工作时，又因受凉复发，并伴有轻
度浮肿。经注射青霉素，口服麻黄素、氨茶碱等药物后渐次好转，
至 1962 年 7 月基本平复。旋因涉水受寒，哮喘大作，乃入温

江专区医院住院，一月后好转出院。出院未及半月即告复发而再度入院。自1962年10月起至1963年6月3日止，因复发先后3次住院达200余天。在最后2次住院期间，采取中西医综合治疗方法，服中药百余剂，疗效仍不显著，特别严重的是麻黄素、氨茶碱一类药物已无丝毫作用，只好改用肾上腺素针剂，而且每隔1小时左右即需注射半支，始能暂时控制症状。直至6月3日，病情稍稍稳定，便主动要求出院回家休养。休养期间，一直厌闻油腻。6月8日吃蛋花汤后，哮喘大作，乃于6月9日来我院门诊（门诊号：12888），当即被收入我院中医住院部住院（住院号：中85）。入院时哮喘不已，阵发加剧，完全不能平卧，每次哮喘加剧前，先感轻微发热，手足厥冷，心胸出汗，烦躁不安，半夜微渴，口淡纳少；伴有咳嗽多痰，痰呈白色泡沫状。大小便基本正常，舌体边缘如齿，舌色紫黯，苔白腻，脉浮弦而滑。

这是一例相当顽固的哮喘重症，根据患者发病过程：幼年出疹之后，以后又多次受寒复发；以及现在证候中的口淡厌油，发热、咳嗽多痰和胸部出汗，心烦不安，夜半口渴，舌边如锯，苔白腻，脉浮滑等特点。结合肺、脾、肾、三脏的生理病理加以分析，认为本证是脾肾素虚，饮泛为痰，肺失肃降，气逆而喘，同时更加风寒外袭，引动痰饮，外不得越，症状加重。于是即按"已发治肺，未发治脾肾"的经验，选用小青龙汤加味。处方：麻黄三两，桂枝三两，白芍三两，杏仁三两，白术三两，法半夏四两，茯苓四两，化橘红四两，细辛一两，干姜三两，五味子一两，炙甘草二两。与此同时，仿近贤张锡纯经验，配合单味枣皮二两浓煎，时时呷服以固气纳肾，制其上盛之饮。
两天后停小青龙汤，改用苏子降气汤加减。方用苏子四两，沉
香粉一两半（3次冲服），肉桂一两，法半夏四两，茯苓四两，
前胡三两，化橘红三两，白芥子三两，莱菔子二两，厚朴三两，
当归三两，炙甘草一两，生姜五两。以此调治10天，哮喘咳嗽
明显减轻，精神食欲亦见好转。特别令人可喜的一个现象，是
原来入院时除加服枣皮汤外，并一直每天注射肾上腺素（二分
之一支）一二次。经过10天调治后，均全部停用，说明病情已
有很大好转。以后即改服都气丸加味（熟地五两，枣皮三两，
怀山药八两，茯苓四两，泽泻三两，丹皮三两，五味子一两，
生龙骨八两，生牡蛎八两）。9天后，哮平，喘咳等症大减，胸
汗亦少，能从事轻微活动。7月14日，因患风热感冒，灼伤肺
阴，喘咳一度加剧，兼见舌红、咽燥，乃从清上固下之见立方。
药为北沙参四两，玉竹三两，麦冬四两，黄芩三两，京半夏三两，
苏子四两，化橘红二两，怀山药八两，枣皮三两，龟甲胶三两
（烊化入药）。2剂后，各恙渐趋平稳。于是为制丸方：熟地一
两，鹿角胶一两，龟甲胶一两，枣皮二两，茯苓二两，山药二两，
泽泻一两，菟丝子一两，五味子五钱，补骨脂一两，官桂三钱，
蜜丸，每重五钱，每服一丸，一日3次，空胃（腹）开水下。
共服10天，哮喘等病迄未再发，精神饮食基本恢复正常，仅当
活动较多时尚感轻微短气心悸，遂出院回家休养，并再制丸方
一料以巩固善后。丸方用熟地二两，枣皮二两，怀山药二两，
鹿角胶一两，龟甲胶一两，菟丝子一两，茯苓二两，泽泻一两，
丹皮一两，五味子五钱，补骨脂一两，官桂五钱，胡桃肉四两，

炼蜜为丸，每重五钱，每服一丸，一日3次，空胃（腹）时开水下。以后经十多年的追访，情况一直良好，很少发作。即便有时偶尔受寒轻微喘促，服一二剂宣降肺气的中药便及时控制，患者后来并曾参加游泳比赛活动，亦未见诱发。

文按：此案所记患者症状，该是幼时体弱，外邪伏于阴分凝精之位，成年体实，恰易在此位之邪动，而成上下不交之厥，故以温散加培补，此伏积去，故十余年未犯，与由虚损而得，渐次成病之喘，大有不同。

"蒲术饼"外贴治疝

"蒲术饼"系我家祖传治疝外用方，原无方名，"蒲术饼"是我所拟定的。主药为生蒲黄、霜苍术各一两。其制法是将生蒲黄、霜苍术二味和连须全葱半斤，白蜜四两放入铁钵内共捣为泥；然后取出放入铁锅内，加水少许炒热，摊压成饼状，贴于发疝部位，用布袋固定使勿脱落；冷后取下，再加水适量炒热继续外贴，每料可连用5次。如病情急迫，可连炒连贴，不使间断。如病势较缓，则可选于晚间临卧前外贴，起床后即去掉，待第二天晚间再用，这样有利于患者白天活动。

据临床观察，本方治疝的效果颇佳。一般一料药连贴三四次即可获愈，如病程较长，病情较顽固者，除连续使用本方外，并可配合中药内服，往往亦能收得满意效果。

1957年，我在金马行医时，即曾单纯使用本方治疗一7岁小儿的偏疝（左侧），当时此儿发病已近半年，患处肿大如鹅卵，外层光亮，虽无大痛，但碍于步履。用本方二料即愈，之后未见复发。

　　1969 年秋，治河南焦作煤矿职工刘永义附睾结核，亦以本方配合内服中药取效。刘系四川人，28 岁，其爱人在温江地区保育院工作，因来温探亲之便前来就诊。1968 年发病，两侧睾丸肿硬作痛，右侧尤剧。曾经西医多次检查，确诊为"附睾结核"，连续注射链霉素，效果不大。其脉双手均见弦紧，舌质正常，苔薄白，诊为"寒伏厥阴"。除嘱其连贴"蒲术饼"二料共 8 次外，初方服吴萸四逆汤加减（吴萸三钱，官桂二钱，赤芍三钱，细辛一钱，花木通一钱，荔核三钱，小茴香二钱，炙甘草一钱）2 剂，之后改服济生橘核丸加减（荔核三钱，橘核三钱，小茴香三钱，胡芦巴三钱，官桂三钱，山栀仁三钱，赤芍三钱，当归三钱，延胡二钱，金铃肉三钱）共十六剂，其间并曾去胡芦巴、金铃肉，加制附片三钱、台乌三钱。服后即基本痊愈。

麻黄与桂枝

　　麻黄、桂枝都是辛温解表药，都有发汗作用而为治疗寒邪犯表的主药，甚至在归经方面也都同样入手太阴肺和足太阳膀胱两经，但应看到二者之间实是同中有异，不可不辨。关于二者相异之处，可以概括为三点：①性味——麻黄性温而味辛微苦；桂枝性温而味辛且甘。苦则降，甘则缓，正因为麻黄味苦能降故具有平喘利水的作用，桂枝味甘能缓故能助阳强心。前者苦降当用于实证，后者甘缓宜用于虚证，这就是麻黄汤治伤寒表实无汗和桂枝汤治表虚有汗的主要原因。由于麻黄苦而泄降，单用时其发汗能力并不强，若伍以桂枝的甘温，不但直接加强其辛温性味，同时还可通过桂枝的温托作用，使之具有强烈的发汗作用，麻黄汤中麻黄、桂枝同用即是一个很明显的例证。有的人畏麻黄、桂枝如虎，终生不敢大胆使用这两样药，其实是没有深刻了解其性味，三拗汤中单用麻黄与杏仁、甘草配合，用治风寒犯肺，咳嗽气促，鼻塞声重，临床上并未发现强烈的发汗现象。②功效——麻黄的功效概括起来有三种，即发汗散寒、宣肺平喘、利水消肿。桂枝的功效也有三种，即发汗解肌，温经散寒，通阳化气。从这一系列的功能作用来看，不难看出二药之间的区别，不过有一点应该强调指出，麻黄的发汗散寒，其作用在于皮毛。桂枝的发汗散寒，其作用则在于肌腠。肺外合皮毛，故麻黄功专于宣肺，卫气能温分肉、充皮肤、肥腠理，故桂枝功长于温卫气而解肌。《伤寒论》即曾明确提到"桂枝本为解肌"这一重要作用。麻黄既长于宣肺，而肺又是通调水道的重要脏器，因此通过麻黄的宣肺可以进一步起到利水消肿的作用，例如越婢汤治风水就是利用麻黄的宣肺散邪，通调水道的作用。桂枝长于温卫解肌，按卫气与营气的相互制约，相互促进的基本认识，温卫必须和营，只有营卫协调方能真正起到解肌的作用，故桂枝汤中除桂枝外尚伍以芍药的敛阴和营。③应用——在临床应用上桂枝的运用远较麻黄广泛，由于桂枝能温经散寒，既可用于痹证，又可用于妇科的寒凝胞宫所引起的月经不调、经闭、痛经等病，此外更由于桂枝性味甘温，功能强心，还可用于脏器虚损的心动悸、脉结代等症。值得注意的是麻黄、桂枝二药在临床应用上，还可以通过一些辛寒药物的配伍，变其辛温之性为辛凉，最典型的例子以麻黄与石膏、杏仁、甘草相伍即成为辛凉解表的方剂，桂枝与白虎汤相伍亦可成为辛凉解肌的方剂。

开口汤

世俗对初生婴儿均饮以"开口汤"，谓能排除胎毒，减少疾病。"开口汤"向无定方，有用单味大黄者，有用单味生甘草者，亦有大黄、甘草同用者。先父所用"开口汤"系大红枣和去壳巴豆各一枚组成。先将大红枣劈开去核，实以去壳巴豆，然后将枣合拢，复其原状，外用新白棉线纵横密缠，以不露枣面为度，用铁筷或较粗铁丝夹着，于柴火上煨烤至微焦，并注意不让线灰脱落，置地上约1小时，尽退其火气；放磁盅内加鲜开水，适量泡浸2小时，便药性缓缓融解于水中，服时加温，一日3～4次，每次服三小匙，连服3天。服后多有便下黏涎者，以为邪毒外泄之征，不必止涩。据数十年临床观察，凡曾服本方幼儿，不仅患病较少，发育良好，而且对出生儿鹅口疮等口腔疾患亦有明显治疗效果。

祖传治"月姦病"[8] 验方

高祖茂齐公一乡之名医也，所传一方治"月姦病"甚有效验，谓得之江湖走方郎中。主治妇女产后恶露未尽即与男子交接，

---

[8] 月姦病：又称为"月奸""月痨""月中伤"等，均属中医积聚产后虚损，痨伤范畴，多由生产后恢复期内同房导致。

胞宫积块，坚硬疼痛的"月姦病"。方为滑石六钱，生甘草一钱，猪苓三钱，茯苓三钱，泽泻三钱，雄黄一钱。共为细末，分6次空胃（腹）用开水或米饮冲服。服后遂下瘀血浊物，块消痛止而痊，但需在交接后百日内服用方有效。余早年在金马行业时，曾用此方治疗一例，果获奇效。

医与德

为继承和发扬祖国医学遗产，为中华民族的繁衍和昌盛（此处缺字，大意为：做出贡献）是我们每个医务工作者应尽的天职，特别是在20世纪80年代的今天，为了我国早日实现四个现代化，更是每个白衣战士神圣的、应尽的义务。为此将本人在学习中医学方面的一些体会作一个汇报，由于笔者才疏学浅，目的是怎样担当好医生这个光荣称号作引玉之砖，错误之处很多，敬请同道老前辈和同志们提出指正。

我国是著称世界的文明古国，有着优良传统和"礼仪之邦"之美名。对中华民族繁衍和昌盛做出过重大贡献的"中医学"，不仅讲究精益求精的过硬本领，且对医德方面有着崇高的追求。正是由于有其高尚的医德和精湛的医术，方能使中医学世代相传，得以发展和提高。特别是80年代的今天，在向"四化"进军和建设社会主义精神文明和物质文明的今天，重温中医学的医德，对加强医务工作者自身的医疗道德修养，激励医务人员发扬救死扶伤，实行革命人道主义精神，更好地担当起为广大人民服务的光荣使命，对振兴中华尤其重要。医者的工作宗旨就是防病治病，接触痛苦的患者，以急患者之所急，想患者之所想，要以救死扶伤为己任，治病救人为要务。要以谦虚谨慎、无欲无求、治学严谨的作风工作，对人民报之高热忱，对工作一丝不苟，为保障中华民族的健康而服务，故古人有"医乃仁术也""仁者爱人"之说。

作为一个合格的医务人员，应该是"德才兼备"，但什么才属于"德才兼备"呢？个人认为：一是要有精湛的医术，二是要有高尚的道德，治病救人、不谋私利。如汉代张机时处东汉末年，战乱频繁，疫疾流行，为此仲景目不忍睹，愤而谴责那些"不留神医药、精研方术，只知道竞逐荣势，企踵权豪，孜孜汲汲，唯名利是务"之士，为此立志学医，勤求古训，博采众长，终成一代大医。

如费伯雄谓："欲救人学医则可，欲谋利学医则不可。"又如陆九芝著《不谢方》序中所谓："余只闻其病之愈不愈，焉计人之知不知哉。今录方存之，即名曰《不谢方》。"从以上费、陆二氏医德之一斑，治愈患者乃是医生的天职，面对病家不应有所希冀，且对患者救治负责的精神，以及治病不谋私利的高贵品质，是每个医务工作者学习的榜样。为了启发当今一些医生，不妨举张皋《医说论》中的一段记载，或许有益："宣和年间有一士人拖病缠年，百治不瘳，有何澄善医，其妻引入密室，告之曰：'妾以良人拖疾日久，典卖殆尽，无以供医药，愿以身酬。'澄正色目，娘子何出此言？但放心，当为调治取效，切勿以此相污。"由此可见，作为一名医务工作者，虽然有较高的医术，若是好色之徒，广大人民群众也是不会赞扬的。

又如有些人受党和人民教育、组织上的培养，学得一些医术，却违背党和人民的利益，为钱财动心，舍人为己，损公肥私，其粗俗轻浮的恶劣作风已玷污了"医生"这个光荣称号，应当痛改前非，全心全意为人民服务，时刻不忘党和人民给我们的光荣称号——医生。宋代唐慎微不但医术精良，而且道德高尚，临证治病"不以贵贱，有所召必往，寒暑雨雪不避也"。唐代孙思邈《备急千金要方》谓："凡大医治病，必当安神定志，无欲无求，先发大慈恻隐之心，誓愿普救含灵之苦。若有疾厄来求救者，不得问其贵贱贫富，长幼妍蚩，怨亲善友，华夷愚智，普同一等，皆如至亲之想。亦不得瞻前顾后，自虑吉凶，护惜身命。见彼苦恼，若己有之，深心凄怆，勿避险巇，昼夜寒暑，饥渴疲劳，一心赴救，无作功夫形迹之心，如此可为苍生大医，反此则是含灵巨贼。"可见我国古代医家都尚有这种既有精湛医疗技术，又有崇高的医疗道德，为我们开创了一代好的医风，成为当代医务工作者的楷模。而我们则作为一个新中国培养起来的医务工作者，难道不应该如此吗？现在我们的祖国正在向"四化"建设的宏伟目标进军，举国上下，广泛地开展"五讲四美"活动，建设社会主义精神文明和物质文明，每个医务工作者绝不能辜负时代的要求，党和政府的重托，人民的希望，一定要把中华民族的宝贵遗产、中医学的优良传统、高尚的医学道德继承和发扬，世代相传，为提高全民族的健康水平，为振兴中华而做出应有的贡献！

菊斋文论

金元四大医家的学术

北宋末年，黄河流域被游牧民族的金（女贞）贵族所统治，北方变成了辽、金争夺战场，宋王朝被迫往南迁。人民生活极端困苦，劳役繁重，外战内伤，百病丛生。客观上要求当时的医家能根据现实的需要等及时解决社会上的疾病问题。

在这种情况下，宋元以来有些医家，便深入地钻研《黄帝内经》等理论，并通过实践创造性地发展了许多具有独特见解的医学理论和治疗方法。以往又被很多医学家又继承下来，进一步发挥形成了中医学史上著名的宋元四大学派。

1. 寒凉派

此派的倡导者为刘完素（号守真，金代河间人，后世称为刘河间，1110—1200）。他对各种热性传染病有深刻的研究。除了对《内经》五运六气有他的体会外，并倡火热学论，扩大了《内经》病机19条中关于火热所引起的疾病范围，提出"六气皆可化火"的论点，认为火热为疾病的重要原因。其著成《素问玄机原病式》一书，认为风、寒、湿、燥等致病因素都会转化为火证或热证；在治疗上也多采用寒凉性的药物，尤其对热性传染病使用寒凉剂更有独到经验，因而后世称他为"寒凉派"。他治疗热病的经验对以后温病学说的发展有很大影响。

他还著有《宣明论方》15卷，这是结合他几十年临证经验和研究《内经》的心得后写成的。书中不但把《内经》所记载的某些病证加以具体说明，并制订出了治疗方法和药物。更重要的是，他根据《内经》的病理，把疾病分为 18 门，使中医学在分类上进一步系统化，这在当时是一个很大的改革。

2. 攻下派

倡导者张从正（字子和，自号戴人，金代睢州考城人，今河南兰考，1156—1228）。他在继承刘氏学说思想的基础上有所发挥，认为疾病并不是人身本来就有的，而是"邪气"侵袭造成的（无论自外而入还是自内而发），所以在治疗上主张攻"邪气"，反对随便使用补法，善用汗、吐、下三法。张氏所说汗、吐：针灸、熏、洗……凡有解表作用的都为汗法；排痰、取嚏等凡是上引的都叫吐法。此外，他还详细地指出了汗、吐、下等法的禁忌证，教人必须辨证明确，方好运用。因此，后人称张氏为"攻下派"。

张从正在运用汗、吐、下三法之外，还运用补法，并根据《内经》"辛补肝，咸补心……"的理论，认为凡有助于五脏的方法均可谓之补，这对临床有一定指导意义。

3. 补土派

《内经》早有"四时皆以养胃气为本"的理论。而此种论点到了宋元时期，经过张元素，特别是李杲的进一步发挥，得到了很大的发展。

张元素（字洁古，河北易州人）对《内经》五运六气学说也有深刻的研究，他根据当时所发生的疾病情况，提出"运气不齐，古今异轨，古方今病，不相能也"的主张。他认为应该根据当时的气候和患者体质等情况而灵活用药，不妄执定古方。另外，张氏对一般内科杂病的治法，也往往先从调理脾胃着手，给后人很大影响。

李杲系张元素的学生（字明之，号东垣老人，1180—1251，今河北正定县人），他根据当时的致病原因，提出"脾胃不足是百病的根源"。李氏认为，如果因生活困苦、饮食失常、营养缺乏、七情失调等损伤了脾胃的机能，就会使元气不足，减弱对疾病的抵抗力，从而容易生病。因此，在内伤病的治疗上创造性地发展了调理脾胃的治法，提出了治内伤病运用"甘温除大热""扶正以祛邪"的主张、"补脾胃泄阴火"等独到见解，其主要代表方剂为补中益气汤、补阳散火汤、补脾胃除阴火的益胃汤等方剂，贯穿在他所著《脾胃论》和《内外伤辨惑论》等书中，集中地反映了重视脾胃的学术思想，故后世称之为"补土派"。

薛凯、薛己父子在东垣学术思想的基础上，进一步发展了温补固本的治法，善于调理内伤杂病，治病多用八味地黄丸、补中益气汤等来治内伤杂病。

此后，张介宾（字会卿，号景岳，今浙江会稽人）著《景岳全书》，从理论上进一步论证了温补固本的重要性，说明人的生气以阳为主。惟有阳难得而易失，既失而难复，使温补学说更为丰富，对后人影响很大。明末清初，有些医家便从张氏之说，但也有人提出与张氏不同的看法，而这种学术争鸣对中医学的发展有积极作用。

4. 滋阴派

养阴学派的创始人为朱震亨（字彦修，号丹溪，今浙江金华人，1281—1358），系罗知悌（罗为刘完素再传弟子，学宗刘完素，旁通张子和、李东垣的学说）的学生，世居丹溪，故后世称为丹溪翁。因此，朱氏继承了宋、元各派长处，建立了独具一格的学术思想。

朱氏在医学理论上，主要提出"相火论"和"阳常不足，阴常有余"这两大论点。他认为，人体之所以富有生命力，无不根源于相火一气的运动（相火论），并认为人体的血和精是最宝贵的一种本源物质，应时时考虑其"阴常不足，阳常有余"。正由于阴不足，所以常常会引起阳亢。故朱氏说，要想保持阴阳平衡的健康状态，必须节制情欲，不使精血损耗。为此，在治疗上主张"滋阴降火"，侧重使用滋阴清凉药，因而后人称为"养阴派"。其代表著作为《格致余论》一书，突出发挥了这一论点。

此外，朱氏特别强调辨证论治的重要性。朱氏生于江南，由于南方湿热阴虚之病较多，而当时医家却多沿用《局方》（《太平惠民和剂局方》简称）。《局方》中多为平燥之药，对阴虚病患者不适宜。因此，他又写了《局方发挥》一书，对后世中医辨证施治的影响很大。

另外，朱氏对气、血、痰、郁诸病的治疗，也有许多独创的见解和丰富的经验。

养阴学说的影响很大，继承人也很多，贡献较大的有王安道、徐彦纯、代思恭、吴搏等人。他们对医学理论、药物学，以及辨证施治的规律都有独到的见解和认识，对此后医学的发展起了一定作用。明代便有人把这一学派的理论和用药经验集为《丹溪心法》一书，引起当时和以后的重视，流传很广。

养阴学说在日本也很有影响，日本医家尊称朱丹溪为"医圣"，并成立"丹溪学社"，专门研究和推广养阴学说。

综上所述，宋元医家学术思想的共同特点和主要贡献，在于他们都是从各地具体情况出发，继承发挥了《内经》的理论，遵循辨证施治的规律，通过临床实践进一步丰富了中医学的理论和治疗方法，活跃了当代的学术空气，改变了泥古不化的观念，给后世医家以巨大影响和启发，推动了中医学的发展。

中医药治疗老年性支气管炎的初步方案

本方案是在中医辨证论治基础上制订的，目的在于通过临床实践，深入观察疗效，为今后在这方面的研究工作提供参考。

根据中医辨证论治的现实，老年性支气管炎的发病机制有两方面：一是由于痰饮内伏；二是由于外感"六淫"，即风、寒、暑、湿、燥、火之邪的侵犯。前者是内因，也是发生本病的重要因素；后者为外因，乃是发生本病的诱导因素。本病的重要症状为咳嗽多痰、喘促、心悸、短气或浮肿。这些症状都属于中医所称"痰饮病"的范畴。痰饮的产生除肺脏本身外，与脾、肾两脏的关系甚为密切。因为脾的生理特性为喜燥恶湿，其作用在于将水谷精微上输于肺，使肺能通调百脉，水精四布，下输膀胱。从五行关系来看，脾属土，肺属金，二者有母子相生的关系，脾虚则"母令子虚"而影响于肺，肺虚则"子盗母气"而影响于脾，故当脾虚以后，水谷精微难以运化，出现水湿停聚之象，此种水湿上溢至肺则衍化为痰，古人称"脾为生痰之源，肺为储痰之器"正是指的这种情况。老年性支气管炎与脾的关系，不仅表现其与肺气的虚实和痰液的产生方面，同时由于脾虚的结果还可产生两种病理转归：一是宗气不足（宗气起于中焦脾胃），形成心悸短气；二是水湿泛溢，发生肌肤浮肿（脾主肌肉）。至于本病与肾脏的关系则可从两个方面加以说明：一是气的关系；二是相互关系。在生理功能上，肺主呼气，肾主纳气，如果肺肾失调就会出现呼吸紧迫、喘促不安的症状。肾为水脏，其所蓄积的水液全赖肺的输布和三焦的气化排出于体外。此为正常的生理功能，一旦紊乱则必导致水饮泛溢，出现多痰、漫肿、小便短少的现象。肺肾两脏以五行相联的观点来看，肺属金为母，肾属水为子，彼此的关系必然是十分密切的。此外，再从脾肾两脏来看，二者功能失调也与老年性支气管炎达到发病有着很大关系。因为脾主运化为后天之本，肾主藏精为先天之根，由于脾虚则水谷精微之气难藏于肾，由于肾虚则转不上奉，脾运失其生发之源。按五行推理，土能制水，肾藏命火能生土，一为相克，一为相生，此种生克关系失调，不仅促使纳气无权，水气泛滥，而且先后天的根本动摇，从而影响全身机能产生衰减，甚至危及生命。

　　就其外因而言，虽然前人认为风、寒、暑、湿、燥、火"六淫"之邪均能侵袭机体，引起发病，但根据我们的临床体会，"六淫"中最普遍的、最容易诱发本病的还是风邪和寒邪两种。按风邪的性质来说，风为阳邪，最易化热伤津，因此我们认为风寒和风热是诱发本病的两大因素。由于肺主气而居上焦，职司华盖，合皮毛而司腠理，故当风寒或风热之邪侵袭机体时，往往首先犯肺，肺受邪则能动内伏的痰饮，这就是本病的急性发作阶段，也即是本方案所列的初始阶段。当风寒或风热之邪已解，而内伏的痰饮未平，出现脾虚或肾虚症状时，本方案则将其列为恢复期阶段。当然，肺、脾、肾三脏的关系是极其密切的，随着有些患者的病程长短、年龄大小，以及身体强弱等原因，其临床表现往往错综复杂，很难截然划分，有时可出现肺脾同病，有时可出现肺脾肾三脏同病。出现这种情况后，自然就需要仔细辨证，灵活用药，绝不可胶柱鼓瑟，贻误病机。兹将本病初、中、末三个阶段的临床表现和治疗方法分别列述如下。

第一，初始阶段（或称急性发病期）

（1）风寒闭肺

临床表现：恶寒发热，无汗头痛，身痛，流涕鼻塞，咳嗽痰多，喘促气津，口淡不渴，小便清长，舌苔白薄而滑，脉浮紧或浮滑。

治疗方法：小青龙汤。麻黄二钱，桂枝三钱，细辛一钱，白芍二钱，五味子一钱，法半夏四钱，干姜二钱，甘草一钱。

（2）风热迫肺

临床表现：恶寒发热，热多于寒，有汗或无汗，头痛，身痛，流涕，鼻干而塞，咳嗽，痰液黏稠而黄，咯吐不畅，咽干，口渴或不渴，喘促短气，小便短黄，舌质较红，苔白滑燥或黄燥，脉浮数。

治疗方法：麻杏石甘汤加味。

附注：风寒闭肺与风热迫肺在临床表现上大体相同，很易混淆，必须抓住以下四个方面加以区别。

①出汗：风热有时可见出汗；风寒则全然无汗。

②吐痰：风热痰多黏稠难出；风寒痰液清稀易吐且痰量较多。

③小便：风热小便多黄赤灼热；风寒多清长自利。

④舌象：风热舌质较红，舌质多为干燥；风寒则舌质淡红，苔白滑有津。

第二，恢复期阶段

临床表现：头晕乏力，纳呆，腹痛，咳嗽，喘促，短气心悸，小便频数，大便时溏，手足不温，脉象迟细弱，舌质淡，苔白薄滑或白腻。

治疗方法：四君子汤加味。

第三，末期阶段

治疗方法：正党参五钱，茯苓三钱，白术五钱，甘草二钱，补骨脂四钱，五味子三钱，紫石英三钱，沉香三钱，陈皮二钱，熟地五钱。

钩端螺旋体病的辨证论治

钩端螺旋体病是我区流行较广的传染病。在各级党和政府的领导下，多年来贯彻执行以"预防为重，治疗为辅"的方针，通过中西医卫生人员的不断努力，大大提高了对本病的防治水平，有力地控制了本病的发生和流行。兹就个人历年参加防治本病工作的一些体会，对本病的中医辨证论治问题进行一次探讨，不当之处，请予批评指正。

第一，中医关于钩端螺旋体病的认识

近年来不少资料表明，中医所称的外感热病，基本上包括所有急性传染病。中医关于外感热病的认识可远溯到先秦时代。《素问·热论》曰："今夫热病者，皆伤寒之类也。"当时把一切外感热病统称伤寒。嫌其过于笼统，《难经》乃将其分为中风、伤寒、湿温、热病、温病等五种。以后迭经历代的研究和对比，至清代即逐渐形成一套比较完整的温病学体系，成为中医防治外感热病的基础，直到今天，仍然具有很大的临床指导意义。

温病学认为，各种温病的发生与四时主气的变化有着极为密切的关系。陈平伯说："外感不外六淫，民病当分四气。"这就是说，四时主气的不同，可以产生不同的温病。

夏秋季节发生的温病称为暑温和湿温。《素问·热论》曰："风病伤寒而成湿者，先夏至日为病温，后夏至日为病暑。"暑湿乃是发生于夏秋气候炎热季节的一种温病。湿温则多发生于气温偏高、雨量亦多的长夏、初秋季节。

暑温发病以阳明热甚为其特征，叶天士称："夏暑发自阳明。"其证候表现以壮热、心烦、口渴、自汗、脉洪大滑数为主。湿温以湿伤太阴为特征，其重要证候为发热不扬、汗出胸痞、脘闷腹胀、呕恶便溏、头昏重痛、肢节酸楚、肌肉烦疼、神疲乏力、苔腻、脉濡等。二证严重时，则可出现黄疸、出血，甚至昏谵痉厥。发生出血者的暑湿较为多见，前人专门为此而言"暑瘵"

疫病。《时病论》叙述暑瘵的证候为"骤然吐血，衄血，头目不清，烦热口渴，咳嗽气喘"。

暑湿和湿温均具有疫病性质，《素问·刺法论》曰："五疫之至，皆相染易，无问大小，病状相似。"中医所称的疫，乃指其传染性和流行性而言。暑温或湿温在一般情况下，固常常散在时发生，但在某些情况下却可出现较大的流行，所以喻嘉言说："盛夏湿温之症，即藏疫疬在内，一人受之则为湿温，一方受之则为疫疬。"周扬俊亦谓："一人受之谓之温，一方受之谓之疫。"

根据上述各点，结合我区钩端螺旋体的发病情况来看，暑温和湿温在很大程度上是与钩端螺旋体病相吻合的。以发病时间而论，我区钩端螺旋体病的发病时间是每年的 7 ~ 10 月，而以 8 ~ 9 月为流行高峰。此时正值夏秋暑温、湿温的发病季节。再以临床表现而论，钩端螺旋体所出现的起病急骤、高热、肌痛、黄疸、出血，以及脑膜刺激征和肾脏损害等均可见于暑温或湿温证候中。此外，从多年观察所得，几乎所有确诊为钩端螺旋体病而出现暑温或湿温的病例，均具有腓肠肌触痛、淋巴结肿大压痛、眼结膜充血等钩端螺旋体病的重要体征。当然，暑温和湿温包括夏秋季多种急性传染病，但以上述情况来看，可以初步肯定钩端螺旋体病当属于温病学中的暑温和湿温范畴。

第二，病因与病机

由于历史条件的限制，中医学不可能掌握诸如生物病原学等方面的现代科学知识，因而不能准确指出各种外感热病发病的直接原因，只能从实际观察中提出与四时主气相关的"六淫"

病因学说。风、寒、暑、湿、燥、火在正常状态下称为"六气"，而在致病情况下则称为"六淫"。六淫均属外邪，是导致外感热病发生的重要原因。从现代观点分析，既属外邪，则其概念当不仅指自然中气候变化等物理性致病因素，而且亦应包括致病微生物在内。

六淫中的暑湿二邪，出现于夏秋季节，两者在致病上各具特性。《素问·五运行大论》曰："其在天为热，在地为火，其性为暑。"暑为阳热之邪，具有令人发病急骤、高热神昏、耗气伤津、迫血妄行等特点，为暑温的致病因素。湿为阴邪，易阻遏气机损伤□阳气，其性黏滞重浊，缠绵难愈，常可郁而化热，为湿温的重要致病因素。由于暑湿二邪均发生于天热地湿的自然环境中，故常多相兼为患。叶天士说"长夏湿令，暑必兼湿"，即是指此而言。

按照中医发病学的观点，暑湿、湿温虽由外感暑湿之邪所致，但此等外邪能否侵入人体、侵入后是否发病、发病后表现轻或重，必须取决于人体正气的强弱。就暑湿、湿温的具体情况而论，主要是取决于脾胃功能的盛衰。薛生白说："太阴内伤，湿饮停聚，客邪再至，内外相引，故病湿热。""各湿热之证，不夹内伤，中气实者，其病必微。"除此之外，还须注意的是在暑湿合邪情况下，孰轻孰重，以何者为重？亦与脾胃的强弱和机体的禀赋有关。薛生白说："中气实则病在阳明，中气虚则病在太阴。"其更进一步谈道："外邪伤人必随人身之气而变……故人身阳气旺即随火化而归阳明，阳气虚则随湿化而归太阴也。"

暑湿之邪，侵犯人体，有肌表和口鼻两种传染途径。暑乃阳邪，易化阳明；湿为阴邪，易犯太阴。故薛生白："阳明为水谷之海，太阴为湿土之脏，故多阳明太阴受病。"章虚谷亦认为："湿土之气，同类相召，故湿热之邪，始虽外受，终归脾胃。"章氏所论，仅指脾胃为受邪之处。薛氏所论范围较广，其所称阳明太阴乃是包括手足两经。足阳明和足太阴固然内属胃脾，而手阳明和手太阴则内属大肠与肺。可见暑湿为患的病变中心在于阳明经胃与大肠和太阴的肺脾两脏。吴鞠通在论及暑湿合邪犯及太阴时，曾准确指出："暑兼湿热，偏于暑之热者为暑湿，多手太阴证而宜清。"此外，更据薛氏之论："太阴之表四肢也，阳明也；阳明之表肌肉也，胸中也。"显然阳明太阴二经病变还包括胸中和肌肉，故胸痞、肢倦、肌痛亦为本病必见之症。

暑湿伤于脾胃，首先阻碍中焦气机的升降，使受纳腐熟及运化转输的功能减弱，进而影响水谷精微，不能上输于肺，下达膀胱，造成三焦气化功能的紊乱。阳明太阴二经之表为少阳，二经之里为厥阴，各病在二经之表者，多兼少阳三焦之证；病在二经之里者，每兼厥阴。少阳厥阴同司相火，阳明太阴湿热郁甚化火，即可充斥表里上下。上则损及肺络而见咳嗽气紧，鼻血、咯血、吐血；下则耗伤肝肾而致神昏，谵妄，抽搐，甚则阴竭阳越，出现亡阳危候。

本病虽以阳明之胃、大肠和太阴（肺、脾）为病变中心，但其病机演变则有卫、气、营、血的传变层次。暑湿之邪由肌表而入，首犯卫阳，卫为湿阻，因而出现恶寒发热的卫分证。

此时由于湿伤于表，卫阳受阻而见恶寒身痛，肌肉疼痛，神疲倦怠。湿蔽清阳而见头晕重痛，视力不清。病在气分，湿从热化，故见但发热而不恶寒，以及热蒸汗出、口渴思饮、小便色黄等气分证候。此时病机重点即在阳明太阴二经：若暑湿困于脾胃，升降失司，则见胸闷脘痞、泛呕、溏泻；若热炽阳明，引动厥阴肝火，则邪从火化，病势传入阳明太阴二经之里，而出现营血证候。阳明太阴二经之里多兼厥阴风木为患，厥阴内属于肝，肝胆相连，如湿热熏蒸，轻则出现黄疸，重则耗血动血或惊厥搐搦。邪犯营血，不仅心营受损，同时肾阴亦趋枯竭，心肾两亏，则致阴竭阳越，从而产生心慌气促、唇乌肢厥、汗出脉微等亡阳危象。上述卫、气、营、血的传变，仅仅是一般的规律，其传变过程往往因感邪轻重、伤暑伤湿不同、人体正气的强弱及其机体的禀赋素质等有所差异。一般说来，受邪轻者、正气尚盛者多表现为卫气或气分证候，其病程较短，传变亦较少；反之，则易深犯营血而产生严重后果。

　　本病后期，往往因余热未清，肝阴耗伤而致视力模糊；或因湿热残留，经络闭阻，以致气滞血瘀而发生瘫痪、痿软等后遗症。

　　第三，证候分型和治法

　　本病病因是暑湿之邪，病变中心在阳明所属的胃、肠和太阴所属的脾、肺；在病理变化上，则有卫、气、营、血的传变层次。因此，在本病的辨证论治中，既要注意暑湿二邪的偏盛情况，又要注意其病理变化的浅深层次及有关脏腑的机能失调与实质损害。一般情况下，本病以气分和血分证为重点。现根据本病传变机理，提出个人对本病的证候分型和治疗方法如下。

（1）湿遏卫分型

证候：恶寒发热，头晕痛，胸闷脘痞，肢体疼痛尤以小腿肌肉疼痛，汗出较少或无汗，口干不欲饮，或咳或不咳，舌质正常，苔薄白，脉浮濡数或濡弦。

致病特点：本型证候可概见于本病的伤寒流感型、黄疸出血型、肺出血型、脑膜脑炎型等各型的初期阶段。此时湿热尚未合化，湿热偏盛情况不很显著。基本病理为暑热外犯肌表，卫分受邪，临床表现以恶寒发热为特征；本型病程较短，如未能及时控制，即很快传入气分。本病系暑湿为患，但暑邪致病多走卫分过程，故本型病因重点是湿邪为患。

治法：清暑祛湿。

方药：自制方。藿香 6g，豆卷 9g，防己 9g，薏苡仁 24g，杏仁 9g，银花藤 12g，木瓜 9g，花木通 6g。

方解：湿犯肌表，虽有恶寒，乃湿遏卫阳所致，与一般风寒犯表有别，但祛其卫分之湿，即可达到解表的目的。若误用发散，必致损阳耗津，勿使病性恶化，况吴鞠通有"湿家忌汗"之戒，其意在于此。故本证治法应以芳透祛湿为重。方中藿香、豆卷能芳香透邪，防己、木瓜祛经络之湿。薏苡仁、花木通解肌肉之痹痛，不欲湿邪之郁热上蒸，而欲湿邪之淡渗下走。肺外合皮毛，湿郁卫分，易及于肺，故用杏仁以宣降肺气；银花藤凉而不寒，功能通络透邪，可助薏苡仁、防己、木瓜等以解经脉肌肉的疼痛。

加减法：①恶寒甚者，加苍术 9g；②清涕鼻塞，去豆卷，加淡豉 8g，白葱头 5 节；③咳嗽，加桔梗 9g，冬瓜仁 9g；④苔腻呕恶，胸痞脘闷，加厚朴 9g，法半夏 9g，陈皮 9g；⑤口渴，加鲜芦根 30g；⑥素体阳亢，兼见头晕、目眩、耳鸣者，加白蒺藜 9g，夏枯草 9g。

（2）暑热型

证候：壮热不寒，胸腹灼热，头痛，身痛，自汗，口臭，目赤心烦，咳嗽气粗，小便短黄，渐时赤痛，大便干燥或溏泻不爽，面红而垢，舌红或边尖红赤，苔白燥或黄燥，脉洪数或弦滑而数。

致病特点：本型乃暑邪致病，故起病急骤，起病多无恶寒等卫分证候，而以直犯阳明气分为基本病理，临床以高热、口渴、心烦、自汗、面红目赤、小便短赤等火热证候为特征。此型病例最易出现黄疸、出血、昏谵、动风等症状，后期多呈气虚津伤证候。

治法：辛寒生津，苦寒泻火。

方药：三黄石膏汤加减。生石膏 30 ~ 60g，黄连 6 ~ 9g，黄芩 9 ~ 12g，生栀子 9 ~ 12g，花粉 9g，麦冬 12g，淡竹叶 6g，生甘草 6g，鲜芦根 30 ~ 60g。

方解：本型发病迅速，病情甚重，易耗气伤津，常可出现黄疸、肺出血或其他各种出血，以及昏谵痉厥等危重症状。因此，治疗上必须果断及时，不可稍失迟缓，其治疗大法应以苦寒直折为重。方中黄连、黄芩、生栀子均性味苦寒，暑火多能伤及心肺及少阳三焦，故用黄连以泻心火，黄芩以泻肺火，而以栀子直清三焦游火。由于暑多发自阳明，故用石膏辛寒，配以淡竹叶以清阳明之热。火热亢盛，必致肺胃津伤，故伍以花粉、麦冬以生津止渴；鲜芦根性味甘寒，既可清热，亦能生津，尤为必用之品；甘草生用则具清热解毒和调和诸药的作用。

加减法：①黄疸者，加黄柏12g，茵陈12g；②出血者，加生地黄15g，丹皮9g，犀角（水牛角代）3～6g（研细，分3次冲服），鲜白芦根30～60g；③咳嗽，加桑皮9g，瓜蒌9g；④夹湿，加苍术9g，滑石15～30g；⑤夹动风，加钩藤12g，白芍15g，甚则加羚羊角0.5～1.5g（研细，分3次冲服）；⑥神昏谵语，加服安宫牛黄丸。

（3）湿漫三焦型

证候：发热不扬，午后热甚，汗出不畅，口不渴或渴不思饮或渴思热饮，小便黄，大便溏而不爽，常伴呕吐肠鸣，甚或大便出血，面色暗黄，舌红苔白润或厚腻，脉濡数或脉濡而弦。少数亦出现咳嗽、鼻血、咯血。后期多具脾气虚弱证候。

致病特点：本型的病理为湿重于热，邪犯太阴，引起三焦气化失司。临床以发热不扬、午后较甚、头晕重身倦、胸痞脘闷、汗出不爽、口不渴或渴思热饮、苔白腻、脉濡等为主要证候。

治法：芳化淡渗，清利三焦。

方药：三仁汤加味。杏仁9g，薏苡仁15g，白豆蔻3g，法半夏9g，厚朴9g，藿香6g，淡竹叶6g，花木通3g，滑石15～24g。

方解：治湿方法不外芳香化湿、苦温化湿，以及淡渗利湿三种。湿郁上焦者，宜以芳香化湿为重；湿阻中焦者，宜以苦温燥湿为重；湿滞下焦者，则以淡渗利湿为重。本型乃湿漫三焦之证，故当芳化、苦燥，以及淡渗三法同用。重点在于化湿，湿去则热孤，故不宜用寒凉退热之品。所用三仁汤中，杏仁、藿香宣降肺气以开上焦；厚朴、白豆蔻、法半夏苦温燥湿畅中；苡仁、滑石、花木通渗利下焦，使邪从下走；再以淡竹叶解肌肤郁热。共奏清宣三焦之效。

加减法：①兼有恶寒等卫分者，加淡豆豉 9g；②肌肉关节疼痛者，加防己 9g，木瓜 9g，银花藤 12g；③泄泻，加泽泻 12g，茯苓 12g；④口渴，加鲜芦根 30 ~ 60g；⑤小便涩痛、黄赤，加焦黄柏 9g，车前子 9g；⑥腹满，加大腹皮 9g；⑦黄疸，去滑石，加茵陈 12g，郁金 9g，碧玉散 21g；⑧鼻血或咯血，加黄芩 12g，鲜芦根 30 ~ 60g。

（4）暑湿并重型

证候：发热较甚，头重痛，肢体及肌肉疼痛，面红目赤，胸闷脘痞，呕恶腹胀或泄泻，四肢困倦，小便赤涩，舌边尖红，苔腻浊或黄腻，脉濡数。

致病特点：本型病理为暑湿交蒸，湿热合化，阳明太阴同时受邪。临床表现以湿热并重为特征，既有发热、目赤、小便赤涩等暑热偏甚的证候，又有身体重痛、胸痞脘闷、呕恶溏泻、舌苔厚腻等湿邪偏盛的证候。与上述暑燥型和湿热型相比，无论在病机上和证候上均有显著的不同之处。此型病理发展往往随患者机体素质、治疗方法等因素而有不同转归。一种是从阳明化火化燥而显暑燥型；另一种是从太阴湿化而显湿漫三焦型。

治法：清热解毒，芳香化湿。

方药：甘露消毒丹加味。藿香 6g，黄芩 12g，连翘 12g，防己 9g，银花藤 12g，滑石 24g，白蔻仁 3g，薏苡仁 15g，石菖蒲 3g，鲜芦根 30 ~ 60g。

方解：王孟英谓甘露消毒丹乃治疗湿温、时疫等的有效方剂。就其方义而论，其主要精神是（表里）两祛湿热，恰符合本证机理。即选用其方结合本型具体证候加以化裁。方中以黄芩、连翘泄热；以鲜芦根清热生津；以藿香、石菖蒲、蔻仁、薏苡仁、滑石、防己芳化淡湿。本证系湿热合邪，在临床表现虽系湿热并重，但热自湿生，湿处热中，故其治疗应重在化湿，湿去热孤，达到清热的目的。切勿冰伏其邪，如过用苦寒，缠绵难解。叶天士在论及湿热证的治疗时指出："法应清凉，然则十分之六七，即不可过于寒凉，湿热一去，阳亦衰微也。"

加减法：①高热烦躁，去藿香、菖蒲、滑石，加生石膏 30 ~ 60g，知母 9g；②咳嗽，加桑白皮 9g，杏仁 9g；③黄疸，加茵陈 15g，郁金 9g；④出血，加犀角（水牛角代）3g，黄连 6g，鲜芦根 30 ~ 60g；⑤兼夹外感风邪，加薄荷 9g，淡豉 9g；⑥口渴，加花粉 12g；⑦腹泻，加猪苓 12g，泽泻 12g；⑧积滞腹满，加建曲 9g，焦楂 9g，谷芽 9g；⑨呕恶甚，加陈皮 9g，法半夏 9g；⑩胸痞甚，加黄连 6g，厚朴 12g。

（5）虚脱型

证候：先见心慌气紧，烦躁，两颧红赤，渐至汗出，神识不清，面色苍白，手足逆冷，气短息微，脉微细欲绝。

致病特点：本型多见于暑燥型患者。本型的出现一般先见心慌、气紧、烦躁、脉细弱或虚大等"亡阴"证候，进而即见汗出戴阳、神昏、肢厥、脉弱欲绝等"亡阳"证候。其基本病机是阴损及阳，阴遏阳越，临床表现以先见"亡阴"，后见"亡阳"为特征。

治则：益气养阴，回阳固脱。

方药：生脉散加味。人参 6g，麦冬 12g，五味子 3g，熟地 15g，制附片 12g，生地 15g。

方解：生脉散具有益气生津的作用，用于暑伤气津者最为合拍，加生地、熟地以凉血泄热，养阴固肾；附片与人参配合以回阳固脱；附片与熟地同用，意在补阴以动阳，起到阳生阴长、相互协调的作用。正如张景岳谓："善补阴者，必于阳中求阴。"此方在抢救危重患者中确有一定的疗效，如有条件，可配合西医抢救，更妙。

上述各点，虽已基本概括了钩端螺旋体病的各种证型和治疗，但尚须注意以下几点：

①本病系暑湿为患，辨证必须严格区别暑湿的偏盛，要认识暑为阳邪，湿为阴邪，以及他们在致病上各自的特点。治暑宜清，治湿宜温。如果祛湿失当，便有可能造成伤津耗气或致病邪冰伏难解。

②本病的各种出血，前期均有不同程度的气分证。病在气分时，如能及时控制，一般足可以控制出血；或即使出血，亦不严重。因此，早期治疗，把本病控制在气分阶段，是提高本病疗效、改善预后的关键所在。

③按中医认识，本病肺出血的重要机理是由于热伤肺络所致。因此，防止肺出血，应当以清肺得津出为第一要务。如出血之后，则当按雷少逸"清暑热以保肺，清络热以止血"的治疗原则，但清肺不可过早使用阴柔凉血之品。

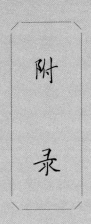

附 录

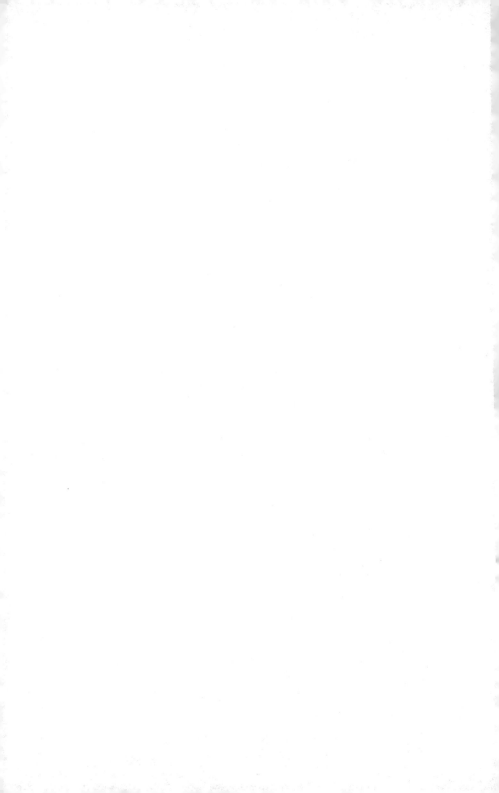

忆先父戴尧天生平点滴

一、生平履历

先父戴尧天，生于 1922 年 9 月，卒于 1997 年 4 月 18 日，享年 75 岁。温江区金马镇同福村人。于 1947 年毕业于国立中央政治大学，同年被分配到伪西康省报社任编辑。在此期间，为了生计，同时兼任伪西康省高等农学院俄语和英语讲师。

因我家世代为医，其祖父戴朗宵当时在温江乃至成都周边为医，极负盛名。因此，先父从高中开始就利用寒暑假期和课余时间自学中医，立志成为一名仁慈之士，济世活人，救死扶伤，造福乡里。在祖父的熏导下，奋发习医，习岐黄、仲圣，旁及诸子百家，但凡中医典籍，无不刻意研读。并在大学时代，假期时就开始为乡里亲朋治病。在祖父指导下，力求理论与实践相结合，理论水准已见一斑。

不光如此，古文学知识也相当深厚，先后著有《医林诗选》《菊斋诗集》，在《温江县卫生志》中均有收录。

曾担任：

民盟温江支部主任委员

温江县人民政府副县长

政协温江县副主席，四川省第 4、5、6 届政协委员

温江县人大常委会副主任

温江县中医院副院长

原温江地区中医学会会长

成都市中医学会副会长

四川省中医学会理事

《温江县志》编辑委员会副主任，《温江县志》总编辑

二、精术全德，仁心济世

先父作风正派，一身正气，为人厚道，谦恭勤俭。待人谦和，无论是从医还是从政及退休后，在我的记忆中，他从未和他人有过过节和拌嘴。时常教育我辈切勿有"恃一技之长便谓技高人一等"心态而藐视他人，同道之人要相互交流，取他人之长，补己之短，并常对我们讲"三人行，必有吾师焉"。

从事中医教学期间，培养了数以百计中医人才，充实县乡村医疗站点。先父于 20 世纪 60 年代因工作缘故谢绝成都中医学院（现成都中医药大学）教职邀请后，致力基层卫生人才培养，投身温江"五七"专校任教，当时温江地区下辖 12 个县，现今温江、崇州、双流、彭州等地的老一辈基层卫生人才，多受教先父。直接授徒数十人：代守忠、陈定潜、王邦国、李增康、刘羽冲、魏永康、李政明、李建国、周光弟、蒋文霞、邓昌龙、蔡丽、王永强、代俊英、廖常清、郑道新等。这批弟子现已成为各地卫生事业骨干专家，入选国家医疗卫生专家组成员和四川省级医疗卫生专家组成员，其中不少获评"成都市名医""万州市名医""温江区名医"等称号。

先父曾编有《中医控制论》等理论文献，在中医脉学方面有较高的造诣。临床上对《伤寒论》《温病学》等经典著作和经方尤为推崇，并倡导古为今用，将"怪病从痰治、从瘀治"

等独特的理论应用于临床实践，取得诸多显著疗效，著有《菊斋医案》《菊斋医话》等手集。

在教授学生和自己带中医学徒时，要求学生们除了要熟练掌握中医学的各种技能和要领的同时，一定要注重医德医风的培养。为医必重德，常常教导弟子们"仁德为先，不求回报""临诊时，无论长幼妍蚩，怨亲善友，贫贱富贵，一视同仁，切勿以名利是务"，因而深受患者及社会各界的好评。曾记得在20世纪70年代初，有一年夏季的某一天，当时先父正生病咳嗽发热，家人和弟子们都劝说他今天休息一天，等明天好点再上班。虽然都没在平时见他发过脾气，可是就在那天他生气得很厉害，甚至大家都只能面面相觑。他说："病人有病来求医，且交通如此不便，天不见亮就到医院排队挂号，到上班了，号挂了，到时找不到医生会很失望，将心比心看看。"之后大家也就再不言语。由于当天病员特别多，一直到晚上7点过了才将150个患者看完回家。当时回家后就晕倒在地，经过救治后一周左右才康复。后来弟子们提及此事，先父只说了两个字"值得"后一笑而过。从这个例子可见先父为人谦和、正直的一面。

三、从医救苦，从政为民

先父于1950年回到温江，开始行医乡里，名声大噪，患者络绎不绝。1953年9月调温江县中医药研究所，从事中医药研究和临床工作。1960年调双流卫校从事中医教学至1962年温双分县而回温江中医院从事中医临床和中医药研究工作。1978年任中医院副院长，主管业务。为了县中医院的发展，培养中医队伍，他提出"送出去（进修），请进来（跟师培养），这样少花培训费，快出人才"的口号，得到了上级党委政府和卫生行政部门的支持，为中医院的人才计划和发展打下坚实基础。

1973年至1977年借调到温江"五七"专校从事医学教育，其间所用教材全部都是个人编写，著有《中医学基础》《中医内科学》《中医妇科学》《中医儿科学》《温病学》《伤寒论》《中药学》《方剂学讲义》。

1980年4月，任温江县人民政府副县长，分管教科文卫工作。父亲当时作为一名副县长，又是民盟温江主委，一路从基层走来，他常把上级党委政府有关政治、经济、社会的一些决策带到民盟支部会上和大家宣讲，号召大家跟上党委政府的步伐，多为地方社会稳定、经济发展建言献策；同时也常把民意向党委政府如实反映，起到了一个桥梁作用，得到了党委政府的大力支持和肯定，体现他与党同心同德、肝胆相照、荣辱与共。例如建议文庙的保护和维修、新建温江公园等。

后来担任温江县政协副主席，政协四川省第4、5、6届委员会委员，民盟温江支部主委，温江县人大常委会副主任，并兼任温江县志编撰委员会常务副主任，《温江县志》总编辑，直到1993年71岁高龄才退休。

在医学方面的贡献：曾任原温江地区中医学会会长、成都市中医学会副会长、四川省中医学会理事等职。擅长内科，旁及妇科、儿科，对脉学研究颇有心得。治病强调"四诊合参""怪病从痰治"，精通医理，治愈不少疑难杂症。1958年，钩端螺旋体病大流行，自创"七鲜饮""芦花汤"治愈众多钩端螺旋体病患者，用纯中医药治疗和预防钩端螺旋体病取得显著疗效。著有《藏象学说中医控制论基本原理初探》《暑温证治》《论四时外感》等文集。

　　文学方面：主要是宣传党的方针政策、祖国大好河山及地方经济社会发展和社会稳定方面的诗词歌赋，著有《菊斋诗集》，其中大部分收载在《医林诗集》。先抄录两首诗歌为佐证。

1. 县代会顺利召开喜赋《七律》

1980 年 4 月

春风拂面草青青，一抹朝霞雨乍晴。
仰望高楼旗弄影，倾闻萧鼓曲翻新。
举贤共谱开言路，奋志同心作主人。
如此良辰难自禁，愿将热血献馀生。

2. 新杨柳河巡礼《七律》

1978 年 4 月

千军万马效愚翁，改造山河气势雄。
采石护堤嵌锦绣，银涛发电映星空。
且看洼地成膏土，更喜佳禾送晚风。
今日登临歌一曲，温江儿女敢屠龙。

代守忠
2019 年 8 月